QUEMADURAS

EDITOR: *Diego Molina Ruiz*

TÍTULO DE LA OBRA:

QUEMADURAS

LIBRO NÚMERO 2
SERIE: NOTAS SOBRE EL CUIDADO DE HERIDAS

AUTORAS:

ANTONIA MARÍA CAMPOS CAZORLA

MIREYA CANO BARRANCO

EDITOR: *Diego Molina Ruiz*

PRESENTACIÓN

La rápida evolución que en los últimos años han experimentado los conocimientos científicos, los medios técnicos, el desarrollo farmacológico y el propio sistema de salud se evidencia en la práctica clínica diaria. Ésta práctica comprende un conjunto de actividades que buscan responder a la necesidad de revelar, diagnosticar o examinar lesiones con fines clínicos o de investigación. En base a ello, los profesionales de la salud, desplegamos toda una actividad curativa o paliativa utilizando para ello técnicas y procedimientos propios.

La referencia a los cuidados está presente en todo el recorrido de la obra. Destaca ante todo que es una compilación centrada en los cuidados. El lector puede comprobar gratamente, que junto a un catálogo de variadas técnicas articuladas de manera concisa y completa, contiene actividades derivadas del cuidado, enunciadas con una terminología propia y entendible. Además de una exhaustiva y pormenorizada descripción de las técnicas imprescindibles, quien se acerque a sus páginas va a encontrar los elementos más reconocibles de cuidar en distintos lugares tanto en un ambiente clínico como en el domicilio del paciente. En este aspecto, en el texto se recupera la visión centrada en el paciente y no tanto hacia la técnica.

Por otra parte, se trata de una obra colectiva que ha conseguido reunir a un destacado grupo de profesionales. Esta acertada mistura de autores aporta un profundo saber práctico y actualizado, muy útil para la clínica, que es la que caracteriza a la cultura del cuidado. Si bien, cuidar de un modo excelente no es un acto o conjunto de acciones que se puedan improvisar o protocolizar. Es necesaria la individualidad, la especificidad del cuidado, que deben ir más allá de la técnica.

La obra completa denominada "Notas sobre el cuidado de heridas" se compone de 15 libros, de los cuales los 14 primeros tratan de manera específica distintos temas como son: Los distintos tipos de Heridas, Quemaduras, Lesiones cutáneas, los Cuidados tanto de Ostomías como de Traqueotomías, las diferentes tipos de Úlceras, y el Pie Diabético. Y por último el número 15 es un libro Resumen o Compendio que recoge o engloba a los 14 anteriores.

Para terminar, es importante para mí el agradecer a todos los componentes de éste ambicioso Proyecto Editorial todo el esfuerzo que han realizado, desde el estudio pormenorizado de los temas, conciso y conforme a los más recientes hallazgos de la investigación y tecnología, hasta las pautas éticas, poniendo a disposición de la sociedad en general, lo que pueda ser un referente necesario de práctica clínica en el cuidado avanzado de Heridas.

Diego Molina Ruiz

EDITOR: *Diego Molina Ruiz*

DEDICATORIA

El presente libro en particular y la colección "Notas sobre el Cuidado de Heridas" a la que pertenece, en general, van dedicados a todas las personas que padecen alguna de las lesiones que aquí se tratan. A las personas que las cuidan, sean familiares, profesionales o amigos. Y también a todas las personas interesadas en conocer o practicar todo el saber que su lectura ofrece.

¡Salud y Ánimo!

Diego Molina Ruiz

CONTENIDO

AGRADECIMIENTOS

A todo el elenco de autores que han hecho possible la elaboración del presente libro y en su conjunto toda la colección que forman la serie denominada "Notas sobre el Cuidado de Heridas". Un equipo de profesionales que destacan por su incansable interés por la innovación basada en la evidencia. El conocimiento apoyado por la investigación y la experimentación de practicas clínicas que conforman la experiencia del trabajo diario. Con la observación y recogida de las anotaciones necesarias para ser plasmadas y compartidas a través los textos incluidos en ésta obra.

1 INTRODUCCIÓN

Las quemaduras son lesiones, que originan una descomposición orgánica, de los tejidos y mucosas a los que afecta. Pueden ser producidas por diferentes agentes externos, entre los cuales se encuentran el contacto con el calor, objetos calientes, fuego o vapores, la electricidad, sustancias químicas, radiaciones o incluso mecanismos de fricción o la acción del frio.[1]

Aunque no se tienen datos concretos sobre la incidencia de este tipo de lesiones, según las estadísticas se estima que de cada 100.000 habitantes en torno a 300 sufren quemaduras cada año, quemaduras que requieren de atención sanitaria.[2]

Durante el año 2014 hubo 3.350 altas hospitalarias en España cuyo diagnóstico principal fuese quemaduras, y un total de 37.772 estancias hospitalarias a nivel Nacional como consecuencia de quemaduras.[3]

Sin embargo, el número de pacientes con quemaduras es muy superior a estos datos pero, son quemaduras que se atienden en atención primaria o en urgencias y por tanto, no precisan ingreso hospitalario.

En un alto porcentaje, en torno al 80% de las quemaduras tienen lugar en el entorno doméstico, y en menor porcentaje en el ámbito laboral.

Generalmente, las quemaduras producidas en el ámbito doméstico se deben al contacto con líquidos o sólidos calientes, y en menor porcentaje al contacto con el fuego. Mientras que las ocasionadas en el entorno laboral tienen como principales causas sustancias químicas, quemaduras eléctricas, llamas o explosiones.

En cuanto a datos de mortalidad por quemaduras, según los datos del Instituto Nacional de Estadística (INE), en 2014 en España se produjeron 182 defunciones por accidentes por fuego, humo y sustancias calientes, 118 fueron hombres y 64 mujeres[4]. De los cuales en se dieron 39 muertes fueron en Andalucía [5]. A partir de los 50 años se denota un aumento del número de muertes en ambos sexos.

2 FISIOPATOLOGÍA

Para empezar a hablar sobre lesiones térmicas producidas en la piel y mucosas sería interesante dar un pequeño repaso por el principal órgano afectado tras una quemadura y sus funciones en situaciones normales.

La piel es el órgano más extenso de nuestro cuerpo, que lo cubre en su totalidad. Tiene una estructura laminal, compuesta en primer lugar por la epidermis, la capa más externa de la piel y compuesta por diferentes tipos de células en constante proceso de regeneración, y una segunda capa denominada dermis o piel verdadera, formada por fibras colágenas y tejido conectivo, y en ella se encuentra multitud de terminaciones nerviosas y es rica en vasos sanguíneos.[6]

Mientras que la epidermis está en un proceso constante de regeneración, la dermis no se regenera, de ahí que se denomine piel verdadera, y por tanto la cicatrización de la herida dependerá de la afectación de la dermis.[6]

Las funciones de la piel son muy variadas. En primer lugar, aísla al organismo del medio exterior, protegiéndolo de diferentes agresiones externas e infecciones causadas por microorganismos externos; participa en el balance hidroelectrolítico, y regula la temperatura corporal, evitando la pérdida de calor a la misma vez que permite el enfriamiento mediante el sudor; percibe una serie de sensaciones gracias a la gran cantidad de terminaciones nerviosas que posee, así como interactúa con el exterior en las relaciones sociales. [7]

Conociendo las diversas e importantes funciones de la piel podemos hacernos una idea en cuanto a la afectación que se produce tras una quemadura, ya que una de las funciones más importantes como es la protección del medio exterior y mantener la homeostasis se ven seriamente afectadas.

Las quemaduras producen en primer lugar lesiones locales por acción directa de la fuente de calor, o energía, generando una serie de alteraciones a nivel local y sistémico, las cuales dependerán de la superficie corporal quemada, y no en sí de la profundidad de ellas.

Teniendo en cuenta los diferentes mecanismos fisiológicos que tienen lugar a nivel sistémico, proporcionales a la magnitud de la lesión, que se dan tras una quemadura, podemos conocer el estado clínico-patológico del paciente, para poder actuar adecuadamente a los diferentes síntomas y etapas por las que pasan los pacientes postquemados.

Estas alteraciones van desde la lesión local propia de la quemadura, con variaciones en el balance hidroelectrolítico, trastornos metabólicos, infecciones, complicaciones en órganos vitales hasta un fallo multisistémico y multiorgánico.

2.1 Daño celular.

Las lesiones cutáneas en una quemadura se pueden dividir en tres grupos dependiendo de la zona afectada. El área central de la quemadura es llamada zona de coagulación, zona principalmente afectada en la que el daño producido es inmediato tras la quemadura, con la presencia de necrosis coagulativa y en la que no se encuentran células viables. [6, 8]

La región adyacente a ésta se denomina zona de éstasis, la cual bordea a la región principal y por tanto las lesiones en esta zona son menores, caracterizándose por hipoperfusión, agregación plaquetaria y la migración de los neutrófilos.[6, 8]

Por último, el área más alejada de la quemadura, es la zona de hiperemia, en la cual las lesiones son leves, hay células viables y existe una importante vasodilatación. La recuperación es rápida y habitualmente sin consecuencias, sin riesgo de necrosis o grandes complicaciones. [6, 8]

Si la perfusión en la región intermedia no se instaurase durante las primeras horas, puede evolucionar a necrosis y por tanto aumentar la zona afectada directamente en el momento de la quemadura. En cambio, si la perfusión tisular se instaura, da lugar a una recuperación de ésta zona, focalizándose solo las lesiones en la zona central. [8]

2.2 Respuesta hemodinámica.

En el momento de la quemadura, en primer lugar, se produce una vasoconstricción, con disminución de la perfusión tisular periférica, como respuesta anatómica normal ante una agresión externa.

Posteriormente, la elevación de la temperatura y la pérdida de la integridad microvascular favorecen una serie de fenómenos inflamatorios con vasodilatación y aumento de la permeabilidad capilar, que afectan no solamente al tejido quemado o cercano sino también producen una respuesta sistémica a todo el organismo.[8, 9]

La fase inicial, las primeras 48 horas, se caracteriza por el incremento en la extravasación de líquidos y proteínas desde el compartimento vascular al intersticial, produciendo una respuesta inflamatoria sistémica.[8, 9]

La membrana capilar deja de comportarse como una barrera semipermeable, permitiendo el trasvase masivo de proteínas. El incremento de la concentración de las proteínas intersticiales en la zona quemada produce un aumento de la presión oncótica intersticial que puede llegar a igualarse a la presión coloidosmótica del plasma.[8, 9]

Este incremento de la presión coloidosmótica en la zona quemada, produce el trasvase de líquido desde el plasma al intersticio, produciéndose un aumento considerable del agua intersticial y el desarrollo clínico de edema, característico de la fase aguda, el cual tiene lugar en primera instancia en las primeras 6 u 8 horas aunque puede prolongarse hasta las 24 o 36 horas. [8,9]

El edema no solo se produce a nivel tisular, sino que a nivel intracelular se producen cambios en la membrana celular asociado al aumento intracelular de sodio, debido a alteración en la función de la bomba Na-K, así como al incremento de la permeabilidad capilar y de la presión hidrostática microcelular o el descenso de la presión hidrostática intersticial y descenso de la oncótica capilar.[8, 9, 10]

Igualmente este trasvase de líquido desde el compartimento plasmático al intersticial se produce en la zona no quemada, dando lugar a la hipovolemia que acompaña a la fase aguda de las quemaduras graves. [8, 9]

Este trasvase es proporcional a la superficie quemada y por tanto a la extensión y profundidad de la herida.

2.3 Alteraciones inflamatorias.

La agresión térmica desencadena un proceso inflamatorio en la zona afectada que a su vez induce una respuesta inflamatoria sistémica así como una infección debido a la presencia de tejidos desvitalizados pudiendo iniciar y perpetuar una respuesta inflamatoria incontrolada, y generalizada. [6, 8]

La liberación de citoquinas favorecedoras de la inflamación desencadena en el organismo una respuesta antiinflamatoria como respuesta a un cambio anormal en el organismo que conllevará a un estado de inmunosupresión, predisponiendo así la colonización del organismo por gérmenes oportunistas.[6, 8]

Cuando el organismo entra en un estado de inflamación generalizada, se denomina como síndrome inflamatorio sistémico (SIRS), apareciendo un cuadro clínico muy característico con signos y síntomas que van desde taquicardia, taquipnea, fiebre, leucocitosis e hipotensión refractaria, hasta la aparición del llamado síndrome de disfunción multiorgánica o la muerte. [6, 8]

2.4 Alteraciones cardiovasculares.

En las quemaduras extensas se produce una liberación masiva de mediadores inflamatorios y por tanto, de líquido al espacio intersticial disminuyendo el volumen plasmático así como el retorno venoso, comprometiendo al gasto cardíaco y las resistencias vasculares sistémicas.[8]

Mientras que el gasto cardiaco disminuye, con un aumento en la resistencia vascular periférica, inmediatamente tras la quemadura. Transcurridas doce o dieciocho horas (fase hiperdinámica), el índice cardiaco comienza a aumentar progresivamente, permaneciendo elevado por encima de los valores normales hasta la cicatrización de las heridas, así como las resistencias vasculares sistémicas disminuyen progresivamente, y se denota un ligero incremento de la diuresis. [6, 8]

La liberación de catecolaminas endógenas parece estar implicada en las modificaciones de las resistencias vasculares (pulmonares y sistémicas). [8]

La hipovolemia por perdida de líquido en el espacio intravascular y la existencia de trastornos cardiovasculares, son los dos factores que en mayor medida comprometen la función cardiocirculatoria. [8]

La hipovolemia produce un severo compromiso de la hemodinámica que puede derivar en un fracaso multiorgánico acompañado de deshidratación intracelular, así como debido al trasvase de líquido al tercer espacio y las pérdidas sensitivas a través de la quemadura puede derivar rápidamente a grandes complicaciones como es el shock hivolémico.[8]

2.5 Alteraciones pulmonares.

En la función pulmonar se observan incrementos de las resistencias pulmonares tras la quemadura, produciéndose alteraciones hemodinámicas más intensas cuando a ésta se asocia inhalación de humo. [7, 8]

Con la inhalación de humo o monóxido de carbono, éste es captado por la hemoglobina, reemplazando así al oxígeno, reduciendo la afinidad de ésta por el oxígeno y produciendo carboxihemoglobina. Este proceso reduce el aporte de oxígeno a los tejidos, manifestándose con hipoxemia y ansiedad. [7, 8]

En concreto, cuando tiene lugar una quemadura en las vías aéreas, a nivel bronquial se produce un aumento de la permeabilidad vascular pulmonar del flujo sanguíneo, y da lugar a edema de las vías aéreas superiores y a un aumento de las secreciones bronquiales que obstruirán parcialmente las vías aéreas.[7, 8]

El efecto térmico está limitado a las vías aéreas superiores por lo que no afectará al árbol bronquial ya que el aire caliente se enfriará antes de llegar. Las lesiones en la mucosa orofaríngea producirán obstrucción de la vía aérea superior, que en efecto del tratamiento hará muy dificultosa la intubación orotraqueal. [7, 8]

La disminución del surfactante alveolar produce reducción de la distención pulmonar, aumentando así la resistencia pulmonar o trabajo ventilatorio. [7, 8]

El daño tisular en las vías aéreas producido por sustancias químicas genera necrosis, descamación del epitelio e inflamación de bronquios y bronquiolos, produciendo el taponamiento de las vías aéreas. Entre los problemas más frecuentes se encuentran atelectasia, enfisema en el parénquima pulmonar, fibrosis pulmonar llegando incluso a insuficiencia pulmonar y bronconeumonía o síndrome del distrés respiratorio del adulto (SDRA). [7,8]

2.6 Respuesta endocrina metabólica.

Los pacientes con quemaduras extensas presentan un ritmo metabólico basal elevado, en torno a un 150% en relación al nivel normal. Aun así el nivel de hipermetabolismo-catabolismo es proporcional a la extensión de la quemadura. [8]

Se han detectado cambios significativos en cuanto a la respuesta endocrina metabólica en multitud de mediadores químicos, como en los niveles plasmáticos de vasopresina, catecolaminas, hormonas tiroideas, actividad de renina plasmática, angiotensina y aldosterona. [8]

Los niveles de cortisol plasmático también aumentan en relación directa a la superficie corporal quemada, pudiendo su elevación ser transitoria con pacientes con quemaduras poco extensas, o prolongarse durante semanas en quemaduras graves.[8]

La respuesta metabólica se caracteriza por un hipermetabolismo, una disminución del contenido proteico corporal debido a proteólisis de origen muscular, lipólisis y gluconeogénesis y un incremento de los requerimientos energéticos y proteicos. [8]

Tras el periodo inicial, aparece una respuesta hormonal exagerada dando lugar a lo que llamamos estrés metabólico el cual produce un aumento del gasto energético y del catabolismo proteico mayor. [8]

Este hipercatabolismo actúa sobre los niveles de glucemia, ya que se produce una estimulación del páncreas que da lugar a una liberación de glucagón en mayor medida que la de insulina. Los depósitos de glucosa se agotan rápidamente ya que en el higado pone en marcha una glucogenolisis para disminuir sus depósitos de glucógeno y comienza una gluconeogénesis a través de los aminoácidos. Finalmente se produce una hiperglucemia como consecuencia de una resistencia periférica a la insulina. [8]

Debido al catabolismo proteico y de grasa corporal, hay una pérdida de masa muscular y una rápida pérdida de masa magra que a simple vista se hace notar la importante pérdida de peso que han sufrido desde el traumatismo. [8]

De ahí la importancia dada, en los pacientes con quemaduras, a la alimentación temprana y con el aporte suficiente de requerimientos nutricionales ya que tienen aproximadamente el doble de necesidades energéticas.

2.7 Alteraciones hematológicas.

En los pacientes con quemaduras, a nivel hematológico se produce una hemólisis aguda, la cual se debe principalmente a una destrucción de los eritrocitos al contacto con el calor y a que aquellos eritrocitos afectados que no estaban expuestos directamente a la fuente de calor, se disminuye su vida media. [8]

Aun así, la pérdida de líquido intravascular es mayor que la masa eritrocitaria perdida, por lo que el hematocrito inicialmente estará elevado entorno a un 60%. Veinticuatro o treinta y seis horas posteriores al trauma, esta hemoconcentración dará lugar a una anemia, como consecuencia de diversas alteraciones hemolíticas como son la disminución de la eritropoyesis, aglutinación de glóbulos rojos en la microcirculación, hemólisis intravascular por fragilidad eritrocitaria e hiperfibrinolisis pudiendo dar lugar a una coagulación intravascular diseminada. [8]

Esta coagulación puede venir causada por una trombocitopenia, así como a una alteración en la síntesis de factores de coagulación. [8]

2.8 Alteraciones inmunológicas.

El sistema inmune en los pacientes quemados se encuentra alterado, con mayor riesgo de adquirir infecciones de todo tipo, ya que se encuentran ante un estado de una inmunosupresión generalizada. [8]

El principal foco de infección es la zona quemada ya que la primera barrera mecánica se ha destruido, funcionando como una puerta de entrada, lo que supone que todo el organismo se encuentra expuesto a multitud de gérmenes del exterior con la consiguiente invasión microbiana. Así como las alteraciones celulares y las alteraciones gastrointestinales acentúan aún más el riesgo de sepsis a nivel sistémico. [6, 8]

Aun así, las bacterias que causan la infección en el paciente quemado tienen origen principalmente endógeno, a través de la flora rectal, nasal, gastrointestinales. [8]

Inicialmente se da lugar una leucocitosis y el nivel de neutrófilos se encuentra elevado, liberándose de la médula ósea. Sin embargo trascurridas 48 a 72 horas el nivel de neutrófilos disminuye, así como se aprecia una disminución de diversas inmunoglobulinas y factores de complemento. Los niveles de inmunoglobulinas tardarán varias semanas en restablecerse. [6, 8]

Generalmente, la fiebre que presentan los pacientes tras la quemadura se debe entre otras causas a la producción de prostaglandinas por el sistema nervioso central.[6, 8]

2.9 Alteraciones hidroelectrolíticas

En el periodo inicial de una quemadura, encontramos hipernatremia e hiperkalemia causada por el daño celular y la necrosis de los tejidos afectados directamente por la fuente de calor. [8]

Pasadas las primeras 48 horas se caracteriza por hipomagnesemia, hipocalcemia, e hipokalemia, debido principalmente a las pérdidas de agua, ya sea mediante orina, vómitos, etc. [8]

A causa de la perdida de la integridad cutánea se multiplica por diez la pérdida de agua a través de la evaporación que en condiciones normales. [11]

Como consecuencia de la hipovolemia, el flujo sanguíneo se distribuye hacía los órganos más importantes como corazón, pulmones y cerebro produciéndose una vasoconstricción en órganos secundarios como el sistema gastrointestinal, o renal; esto predispone a un aumento de las complicaciones en éstos órganos.

2.10 Alteraciones gastrointestinales.

A nivel gastrointestinal se produce atrofia en la mucosa en las primeras 12 horas tras la quemadura con pérdida de células epiteliales y alteraciones en la absorción de macronutrientes como es la glucosa, ácidos grasos y aminoácidos como consecuencia de la función disminuida de la lipasa, y aumento de la permeabilidad intestinal. Con este aumento en la permeabilidad de la pared gastrointestinal pasan macromoléculas que con frecuencia favorecen la creación de un foco infeccioso a este nivel que sin duda dará lugar a una infección generalizada. [8]

Todas estas variaciones a nivel gastrointestinal, con la añadida isquemia y la falta de alimentos pueden dar lugar al crecimiento bacteriano y producción de toxinas que pueden ser liberadas al torrente sanguíneo y dispersarse a nivel sistémico. [8]

2.11 Alteraciones renales.

En cuanto a las alteraciones renales en las pacientes quemados se presenta una disminución del flujo renal debido a una disminución del volumen sanguíneo, y del gasto cardíaco, que se verá reflejado con una disminución de diuresis. [8]

Cuando se produce una hemólisis extensa da lugar a depósitos de hemoglobina en el túbulo renal, ocasionando un posible taponamiento de los mismos e incluso llegar a una insuficiencia tubular aguda e insuficiencia renal agua o incluso necrosis. [8]

Para ello debe mantenerse un balance de fluidos urinario entre 50-70 cc/hora en adultos y 1cc/kg/hora en niños, el cual se debe controlar estrictamente durante los primeros días tras la quemadura. [7, 8]

EDITOR: *Diego Molina Ruiz*

3 CLASIFICACIÓN

Las quemaduras, como ya se ha indicado, son lesiones tisulares causadas por la exposición excesiva a diferentes agentes. Existen varias clasificaciones, que se basan en distintos criterios, a la hora de agrupar este tipo de heridas. A lo largo de este capítulo se exponen las más relevantes.

3.1 Agente causal o etiología.

Esta clasificación incluye los factores que producen una quemadura. Estos pueden llegar a ser muy variados, a continuación se nombran los más comunes:

- Térmicas: son las producidas por la exposición a temperaturas extremas. En este grupo se incluyen las ocasionadas por llamas procedentes de cualquier foco aunque las más frecuentes son las explosiones de gas propano, los incendios estructurales y el antorchamiento (ignición). En este grupo también se encuentran las quemaduras producidas por el contacto con sólidos (fogones, metales, ollas), líquidos (agua, aceite) o gases (vapor de agua) muy calientes y las ocasionadas por el frío.

- Químicas: son todas aquellas producidas por ácidos, álcalis o cualquier compuesto orgánico. Son de difícil manejo debido a los diferentes mecanismos de acción de estos variados compuestos. Los agentes que generan estas quemaduras se pueden clasificar según el efecto que producen en contacto con la piel, es decir, pueden ser sustancias oxidantes, como el ácido crómico utilizado en limpieza de metales, el hipoclorito de sodio común en desinfectantes y desodorantes y el permanganato de

11

potasio; sustancias reductoras entre las que se encuentran los derivados mercuriales, el ácido clorhídrico y el ácido nítrico; sustancias corrosivas como el fenol, el fosfato blanco, las sales de cromo, los álcalis y el amonio y sustancias denominadas venenos protoplasmáticos como el ácido oxálico, el ácido fluorhídrico, el ácido sulfúrico y el bisulfito de sodio.[12]

– Radiaciones: las más comunes dentro de este grupo son las quemaduras producidas por la exposición a la radiación ultravioleta (UV) del sol. Estas lesiones pueden ser leves, donde hay sensibilidad extrema al tacto y sensación de tirantez o graves que presentan dolor e incapacidad para tolerar el menor contacto con la ropa y llegan, incluso, a ocasionar fiebre, escalofríos, náuseas y palpitaciones[13]

– Eléctricas: son lesiones no térmicas causadas por un agente exógeno, la electricidad, capaz de producir daño en la dermis y especialmente, en los tejidos profundos. Normalmente ocasionan efectos tardíos y lesiones profundas graves afectando a órganos tan importantes como el corazón o el cerebro. Se destacan tres clases principales de lesión por electricidad:[14]

1) Lesión directa por la corriente eléctrica.
2) Quemadura electrotérmica por arco eléctrico.
3) Quemadura por llamas de la ignición de ropajes.

Otro tipo de lesión por electricidad es la producida por los rayos (fulguración). Un rayo es una descarga eléctrica atmosférica de alto voltaje pasajera cuyo recorrido es kilométrico. Es una de las causas de muerte más frecuente por fenómenos naturales aunque en algunas ocasiones es posible la supervivencia. Las complicaciones más peligrosas que ocasionan este tipo de quemaduras son las cardiovasculares y las neurológicas[15]. El signo cutáneo típico de la caída del rayo es un patrón eritematoso ramificado, dendrítico, arborescente o a modo de helecho en la piel que aparece en la primera hora tras la lesión y se desvanece con rapidez (parecido a una reacción de habones y eritema)[16].

3.2 Profundidad o grados de la quemadura.

Es una de las clasificaciones más conocida y utilizada. Fue establecida por Fabricio de Hilden en 1607 y se basa en la profundidad que alcanza la lesión en los distintos estratos de la piel.

– Quemaduras epidérmicas o de primer grado: afectan a la

epidermis donde aparecen lesiones eritematosas, no exudativas, sin flictenas, con hipersensibilidad al contacto y sensación de tirantez, picor y escozor. El dolor varía según la localización corporal de la quemadura y epitelizan espontáneamente[17]. Las más frecuentes son las de tipo solar.

– Quemaduras dérmicas o de segundo grado: afectan a todos los estratos de la epidermis llegando a la dermis, se dividen a su vez en:

- Superficiales: la lesión llega hasta la dermis papilar y su signo más representativo es la aparición de flictenas o ampollas. Son quemaduras exudativas, de color rojizo, al no estar el plexo vascular, y muy dolorosas ya que las terminaciones nerviosas están intactas y expuestas sin la protección de la epidermis [17].

- Profundas: afectan a la capa más profunda de la dermis denominada dermis reticular, la dermis papilar queda necrosada. La lesión presenta un aspecto pálido debido al colapso de los capilares. Es menos dolorosa que la anterior ya que las terminaciones sensitivas son destruidas. Pueden precisar injertos cutáneos[17].

– Quemaduras subdérmicas o de tercer grado: en ellas se destruye todo el grosor de la piel, afectando al tejido subdérmico, al tejido subyacente circundante y a los órganos anejos. En esta lesión, se produce necrosis y la destrucción de las terminaciones nerviosas por lo que son insensibles al tacto pero, a veces, pueden ocasionar dolor intenso por irritación del tejido sano que las rodea[16]. Su color es variable desde blanquecino hasta amarillo o negro y con una consistencia acartonada de los tejidos.

La clasificación de las quemaduras en relación con la profundidad en la piel, denota unas claras diferencias a tener en cuenta para poder distinguir unas quemaduras de otras (Ver Anexo 1. Tabla 1)

3.3 Extensión.

Es una de las más importantes ya que la valoración de la superficie corporal quemada indica el riesgo vital. Dentro de esta clasificación existen diferentes reglas o escalas para poder determinar la extensión de la superficie corporal total quemada (SCTQ). En los adultos un 15% de SCTQ aumenta las posibilidades de deshidratación, hipovolemia, hipoperfusión sistémica y fallo multiorgánico, reduciéndose a un 10% en niños. Los métodos más significativos y usados son:

- Regla de los nueve o de Wallace: divide las áreas del cuerpo en porcentajes o múltiplos de 9. En ella la cabeza representa el 9%, abdomen y tronco 18%, espalda y glúteos 18%, cada miembro superior 9% (parte anterior 4,5 % y posterior 4,5%), cada miembro inferior 18% (parte anterior 9% y posterior 9%) y periné 1%. Es usada en adultos ya que en niños es poco exacta.

- Esquema de Lund y Browder: se usa en niños que sufren quemaduras y se especifica de manera muy detallada las proporciones del niño con respecto a su edad.

- De la palma de la mano o del 1%: se utiliza en quemaduras poco extensas. La palma de la mano de la persona afectada equivale al 1% de su superficie corporal quemada. En esta técnica se superpone la mano del paciente sobre la zona afectada para obtener un cálculo aproximado.

3.4 Localización:

El lugar del cuerpo en el que se produce la quemadura es muy importante para determinar el pronóstico de esta y si compromete o no la vida de la persona. Las localizaciones más relevantes son:

- Cara: evaluar si se ha producido inhalación de humos, si la vía aérea está afectada y si puede haber intoxicación por monóxido de carbono.

- Cuello: el posible edema posterior puede comprometer estructuras adyacentes[16] como la tráquea, dificultando o imposibilitando la respiración del paciente.

- Pliegues y manos: pueden afectar a vasos, tendones o nervios que pueden generar futuros problemas, incluso cuando la herida haya cicatrizado, limitando la vida del paciente. Las lesiones profundas que afectan a pliegues de flexión generarán retracción y secuelas funcionales[18].

- Genitales y zona perianal: son de especial cuidado ya que tienen mayor riesgo de infectarse debido a la colonización bacteriana existente en la zona[19].

3.5 Gravedad de la lesión:

Para esta clasificación son necesarias las anteriormente expuestas. La gravedad de las quemaduras, según la *American Burn Association,* se divide en:

- Leves: cuando la superficie corporal quemada (SCQ) es:

  - un 15% o menos de primer o segundo grado en adultos.

  - 10% o menos de primer o segundo grado en

niños.

- 2% o menos de tercer grado en niños o adultos que no afecten a ojos, orejas, cara o genitales.

    – <u>Moderadas</u>: la SCQ es del:
- 15-25% de segundo grado en adultos.
- 10-20% de segundo grado en niños.
- 2-10% de tercer grado en niños o adultos (que no afecten ojos, orejas, cara o genitales)

    – <u>Graves</u>: cuando la SCQ es:
- 25% de tercer grado en adulto.
- >20% de segundo grado en niño.
- >10% de tercer grado en niños o adultos.

Este grupo también incluye las quemaduras de segundo y tercer grado que involucran ojos, oídos, orejas, cara, manos, pies, articulaciones principales, periné y genitales, todas la lesiones inhalatorias con o sin quemaduras, las quemaduras eléctricas, químicas en áreas como la cara, párpados, orejas, manos, pies, articulaciones principales, periné y genitales y las quemaduras asociadas a traumatismos. Dentro de esta categoría se encuentran las quemaduras en personas de alto riesgo: diabetes, desnutrición, enfermedad pulmonar, enfermedad cardiovascular, alteraciones sanguíneas, SIDA u otras enfermedades inmunodepresoras, cáncer, personas afectadas de enfermedad mental y las quemaduras en mujeres embarazadas[20].

4 TRATAMIENTO

En este apartado vamos a manejar el tratamiento local de la quemadura, sin olvidar que en primer lugar se realizará una valoración general del paciente. Cabe mencionar que esta valoración se realizará desde una perspectiva integral, siendo importante conocer su historia clínica tal como enfermedades concomitantes, alergias, tratamiento actual... que determinará en gran medida el tratamiento y las posteriores complicaciones.

De esta evaluación inicial se desprende la valoración primaria (vía aérea (A), respiración (B) y circulación (C)), considerándose al paciente un politraumatizado. Mientras se realiza esta valoración se cubre la quemadura con compresas húmedas y paños estériles. [2]

Tras la estabilización del paciente, continuaremos con la valoración local de la herida. Hemos de añadir que la valoración concreta de la quemadura, en muchas ocasiones es difícil debido a la inflamación local que aparece de forma inmediata; por tanto procederemos a la observación y posteriores evaluaciones continuas para determinar su valoración real.

En los apartados anteriores se ha tratado las distintas clasificaciones y la importancia de dicha clasificación para el adecuado tratamiento. Es decir según[21]:

- La superficie quemada que determina la gravedad.
- La profundidad que determina la evolución.
- La localización que determina el pronóstico.
- El agente causal que determina el tratamiento.

Las quemaduras más graves serán tratadas en centros especializados.

4.1 Diferentes tipos de heridas
4.1.1 Quemadura de primer grado

Afecta a la capa más superficial de la piel, son producidas por una fuente de calor con intensidad baja o una exposición corta de mayor intensidad. [2,21]

El aumento de la temperatura provoca una vasodilatación en la epidermis, manifestándose un eritema, con dolor y prurito. Cura en días sin posteriores complicaciones. Es típico que al presionar dicho eritema la zona quemada se vuelva blanca, recuperando el color al desaparecer la presión. El ejemplo más significativo es las quemaduras solares.[2, 21]

El tratamiento inicial es enfriar con agua y secar sin frotar. A continuación hidrataremos la zona con cremas hidratantes de aloe vera, urea, ácido láctico… tantas veces como sea necesaria al día. A ser posible dejaremos la zona sin cubrir pero debemos evitar el roce con prendas ya que la piel puede desprenderse y este roce produce dolor, en ese caso cubriremos. Es importante proteger la zona del sol; en lesiones ya epitelizadas utilizar protectores solares.[2, 21]

4.1.2 Quemadura de segundo grado.

Este tipo de quemaduras producen una lesión que se extiende hasta la dermis profunda (pudiendo ser variable su profundidad), produciendo gran inflamación, generalmente son exudativas y muy dolorosas. Un signo muy característico es la presencia de ampollas o flictena, debido a la extravasación de plasma. Cuando estas se rompen, liberan un líquido plasmático y dejan al descubierto una dermis enrojecida. [2, 21]

- <u>Segundo grado superficial</u> afectando a la epidermis y capa más superficial de la dermis (cicatrizan en 10-20 días, muy dolorosas, húmedas y suelen tener ampollas). Son muy dolorosas y cuando cicatrizan deja un cambio de color en la pigmentación de la piel pero no se pierde la elasticidad. [2, 21]

Tras enfriar, aplicar placa de frío las primeras 24-48h alivia el dolor y reduce la inflamación. No aplicar pomadas antibacterianas si no existen signos de infección. [2, 21]

- <u>Segundo grado profunda</u> afectando a la zona más profunda de la dermis (su cicatrización es más lenta de unos 30 días en adelante si no hay complicaciones, pueden ser o no dolorosas y el vello se cae). Debido a la infección puede progresar a quemadura de 3° grado. Dejan secuelas importantes. [2, 21]

En este tipo de quemaduras si se recomienda el uso de sulfadiazina argéntica cada 12 horas para evitar las resistencias bacterianas. Si aparece esfacelo en los días posteriores aplicar colagenasa junto a un hidrogel cada 24-48 horas y un apósito de silicona. Si la quemadura es exudativa y presenta infección diagnosticada usaremos apósitos con plata. [2, 21]

Según la bibliografía disponible hay distintos criterios en cuanto a las flictenas, pero no hay evidencias científicas respecto si es más eficaz puncionarlas o desbridarlas. Algunos autores defienden puncionarla para extraer el líquido dejando la piel como protección, en cambio, otros autores defienden desbridarla. Debemos valorar las características de la quemadura y decidir qué criterio se ajusta mejor a nuestra lesión.

La colonización de la flictena se da a partir de las 24 o 48 horas, por tanto si extraemos el líquido de forma estéril precozmente y dejamos la ampolla, la superficie queda protegida con la propia piel. Se deben cubrir para mantener la asepsia, aplicando una leve presión para impedir que se vuelvan a llenar, incluso podemos dejar dos orificios en la piel para evitar el nuevo llenado. [2, 21]

Otros autores defienden en dejar la ampolla intacta, en quemaduras de segundo grado superficial, muy pequeñas y donde vemos el líquido claro. Ya que por sí solas se reabsorberá y no presenta infección. [2, 21]

Y la otra postura es desbridar la flictena, en quemaduras muy grandes, con líquido turbio y donde vemos la presencia de infección. [2, 21]

No existe evidencia científica respecto a cuál de los tres manejos presenta mayor eficacia ya que depende del tipo de quemadura, localización, presencia de infección… por lo cual queda a criterio del profesional. Se trata de un tema muy controvertido donde los estudios analizados contienen sesgos metodológicos dando lugar a una evidencia científica muy baja.

4.1.3 Quemadura de tercer grado

Afecta a todo el espesor de la piel, destruyendo toda la epidermis, dermis hasta alcanzar tejidos más profundos y anejos cutáneos. Se pierde la sensibilidad por lo que no aparece dolor. En sus bordes puede presentar quemaduras de segundo y primer grado. Es muy difícil la regeneración de la piel por lo que a veces requiere injertos cutáneos dejando siempre cicatrices [2, 21].

4.1.4 Quemaduras especiales.

Se trata de un grupo de quemaduras que por su mecanismo de acción producen graves alteraciones y un compromiso de la vida de la persona afectada. Estas quemaduras tienen una baja incidencia en la población, y la mayoría son tratadas en centros hospitalarios especializados.

- Quemaduras químicas.

La quemadura química se trata de una lesión producida por una sustancia química (ácido, álcalis o sustancia orgánica). La mayoría de las veces son poco extensas pero profundas. Son más frecuentes las producidas por ácidos y a la vez menos severas que por álcalis. En el área laboral es donde más se dan este tipo de accidentes que es un 3% de la población. Algunas de las sustancias químicas son por ejemplo amoniaco, sosa cáustica, ácido fluorhídrico, cemento, gasolina, ácido acético, ácido sulfúrico… [2, 22, 23, 24]

Dependiendo del tipo de sustancia el abordaje es distinto, por lo que es un tema muy amplio con numerosos productos por lo que vamos a centrarnos en los principios generales.[2, 22, 23, 24]

La destrucción tisular depende de la concentración de la sustancia, cantidad, tiempo de exposición. Es importante que conozcamos si se trata de un ácido o álcalis aunque muchas veces desconocemos la sustancia. [2, 22, 23, 24]

El manejo de la quemadura química precisa una gran experiencia en el diagnóstico y en el tratamiento y un conocimiento de muchos agentes químicos, de ahí que ante la menor duda sea remitido a un centro especializado. [2, 22, 23, 24]

La primera medida consiste en el lavado de la lesión, ya que mientras esa sustancia esté en contacto con la piel, va a seguir quemando. No existe un consenso en la duración del lavado, pero para eliminar totalmente la sustancia puede ser necesaria entre 30 min y 2 horas. [2, 22, 23, 24]

Se desaconseja el uso de agentes neutralizantes porque no se puede probar el uso correcto debido a la gran variedad de productos químicos que pueden estar implicados. Además que el agente neutralizante suele producir calor que agravaría la lesión. Si se conoce el agente causal y su antídoto se ha demostrado su efecto beneficioso. [2, 22, 23, 24]

En este tipo de lesiones se suele solicitar asistencias a los centros de toxicología y al responsable laboral. [2, 22, 23, 24]

Una vez eliminado el agente químico, el manejo y tratamiento de la quemadura no varía de cuando es producida por una llama. [2, 22, 23, 24]

- Quemadura eléctrica.

Las quemaduras eléctricas son las más graves, afecta a los tejidos más profundos y el daño se debe al calor generado al hacer resistencia al paso de la corriente. Se suelen producir en el ámbito doméstico y laboral. La intensidad de la quemadura está determinada por el voltaje, corriente, recorrido, duración y resistencia del cuerpo. Pueden provocar arritmias graves e incluso paradas cardio-respiratorias. [2, 22, 23, 24]

Si pasa la corriente por el organismo pero de bajo voltaje son pequeñas quemaduras profundas y localizadas generalmente en manos y bocas de niños. Y las de alto voltaje producen un daño profundo subyacente, con afectación multiorgánica y destrucción tisular. [2, 22, 23, 24]

Los tejidos de mayor a menor resistencia son: hueso, grasa, tendones, piel, músculo, vasos y nervios. La corriente se distribuye en función a la resistencia, siendo el hueso el que más acumula, por lo que se dice que el daño es de dentro hacia fuera (Efecto Iceberg). [2, 22, 23, 24]

Es frecuente que se den síndromes compartimentales durante las primeras 48 horas, debido al edema y necrosis muscular. [2, 22, 23, 24]

En este tipo de quemaduras se produce mayor lesión de estructuras profundas. Las extremidades son las que con mayor frecuencia se lesionan. [2, 22, 23, 24]

El manejo de la quemadura eléctrica no es diferente al manejo de la quemadura por llama. La utilización de apósitos o pomadas dependerá de las características y evolución de la quemadura. [2, 22, 23, 24]

- Quemaduras en zonas especiales.

Se trata de quemaduras en zonas sensibles tanto por estética o funcionalidad son por ejemplo en vías respiratorias, ojo, cara y cuello, periné, quemaduras circulares, manos, pliegues o zonas de flexión[2, 22, 23, 24]

Ojos: irrigar con abundante agua, incluso administrar anestésico tópico para poder abrir el ojo. Valorar por el especialista el daño ocular.

Cara y cuello: por una parte se encuentra la importancia estética y por otra la gravedad de la zona.

Quemaduras de las vías respiratorias: algunos de los signos que indican dicha quemadura son el vello nasal chamuscado, manchas negras en la boca, flemas… se trata de una urgencia médica debido al edema de glotis y parada respiratoria. Se administra oxígeno al 100%.

Periné: reposo en decúbito supino con piernas separadas para impedir maceraciones. Se coloca sonda vesical para evitar infección.

Quemaduras circulares: Debido a la isquemia que puede producirse en la zona se consideran quemaduras especiales, sin importar si es de 2° o 3° grado. Suele producirse el síndrome compartimental cuyo tratamiento es la escaretomía.

Quemadura en zona de flexión o pliegues: en estas zonas, la quemadura puede provocar retracciones y afectar a los movimientos. Se aplican férulas para corregir la posición.

- Quemadura por frío.

La quemadura por frío puede ser producida por daño directo o por cambios vasculares que producen isquemia. Suelen producirse en las extremidades y como lesión generalizada debido a la vasoconstricción disminuyendo la función respiratoria, metabólica, cerebral. Renal y cardiaca. [2, 22, 23, 24]

La quemadura local que se produce por el frío también se clasifica en quemadura de primer, segundo o tercer grado. La primera medida es subir la temperatura, aportando calor al cuerpo y sumergiendo la zona congelada en agua tibia (40-42°), posteriormente será tratada al igual que las quemaduras producidas por calor. [2, 22, 23, 24]

4.2 Manejo de la herida

Uno de los puntos fundamentales en el paciente gran quemado es el correcto manejo de la herida-quemadura. En estos pacientes no es usual encontrarnos con una sola quemadura, si no que presentan multitud de quemaduras de diferente grado, por lo que debemos conocer cada una de ellas y actuar en consecuencia según las necesidades de cada una. [25]

En primer lugar, deberemos comenzar con una valoración inicial, común para los distintos tipos de quemaduras. Comenzar con la valoración del paciente en su globalidad y una valoración local de la herida.

Mientras se realiza la valoración general, abrigar bien al paciente para evitar hipotermia, así como situar al paciente en la posición adecuada según la localización de la lesión. Además, se deben eliminar objetos que puedan comprimir la piel tras la aparición de edema, como por ejemplo los anillos, pulseras o relojes. [2, 22, 23, 24]

Enfriar la quemadura con abundante agua ambiente (15-20°C) durante el aproximadamente 15-20 minutos. No debe usarse agua fría o helada (menor de 15°C) ya que produce una vasoconstricción de la quemadura, produce mayor dolor e induce a hipotermia en grandes áreas. Si no disponemos de agua corriente, se puede introducir la zona en un baño de agua o aplicar compresas húmedas. [2, 22, 23, 24]

Durante la cura se recomienda el uso de clorhexidina como antiséptico de elección ya que es activo frente a gérmenes Gram + y Gram -, y su absorción sistémica es muy baja. [2, 22, 23, 24]

En el caso de tener que eliminar vello en cualquier zona del cuerpo para facilitar las curas y su evolución, no se debe de rasurar ya que pueden hacerse pequeñas heridas que favoreciesen la colonización de la quemadura, por lo que procederemos a cortar con tijeras. Excepcionalmente el vello de las cejas, nunca debe ser eliminado, ya que tarda de 6 a 12 meses en nacer y son es un rasgo estético. [2, 22, 23, 24]

Después de la realización de la cura se procede a cubrir la herida con apósitos que no se adhieran a la piel para evitar sangrados y dolor a la hora de retirarlos. La retirada debe ser minuciosa, y humedeciendo las gasas para evitar que se adhieran. [2, 22, 23, 24]

A la hora de realizar el vendaje se debe de realizar de tal forma que no limite la autonomía del paciente, y cuando se trate de los dedos de las manos o pies se realizará de uno en uno, para evitar adherencias entre ellos. [2, 22, 23, 24]

La quemadura se debe volver a valorar a las 12-24h del traumatismo para ver su evolución, siempre con la previa administración de analgesia. Posteriormente, durante los primeros días tras la quemadura cuando se trate quemaduras más superficiales y algunas de 2° grado se realizarán curas diarias de la herida, siempre que el paciente se encuentre termodinámicamente estable [2, 22, 23, 24]

La frecuencia de las curas dependerá del estado de la quemadura, si presenta exudado, infección, etc., teniendo cuenta que tanto la realización de curas muy frecuentes como el esparcimiento excesivo de ellas dificultan el proceso de cicatrización. [2, 22, 23, 24]

Antes de retirar los vendajes o coberturas se debe irrigar la herida con abundante suero fisiológico con el fin de evitar desgarrar los tejidos nuevos que empiezan a cicatrizar. [10]

La técnica debe ser lo más estéril/aséptica posible. Para ello se prepara un campo estéril impermeable que permitirá realizar un correcto aseo quirúrgico, el cual va a permitir al personal de enfermería realizar una correcta valoración de la quemadura (profundidad, extensión, coloración, etc.) [26]

Durante el aseo quirúrgico se retiran los restos de tejido desvitalizado, flictenas y restos de exudado, posteriormente se seca la zona y se coloca un nuevo campo estéril para continuar con la cura, cobertura y posterior vendaje. Para las quemaduras de espesor parcial se recomienda una cobertura con apósitos semipermeables o microporosos. [10, 26]

Sería muy recomendable recoger estos aspectos en las notas de enfermería, de manera que se pueda realizar un seguimiento continuado en cuanto a la evolución de la quemadura de cada paciente.

Debemos intentar que el paciente mantenga las extremidades elevadas para evitar el edema en los miembros inferiores. [2, 22, 23, 24]

Es muy importante mantener la piel hidratada en todo momento ya que tras la quemadura tiene lugar un mecanismo de deshidratación, que produce prurito en los pacientes quemados. Para ello debemos hidratar la piel con sustancias coadyuvantes como glicerina, colágeno, sorbito, etc. [2, 22, 23, 24]

Así como, la hidratación juega un papel muy importante tras la epitelización de la herida para aumentar el contenido de agua de la piel y reducir el prurito, además del uso de protección solar unos dos años tras la curación de la quemadura. [2, 22, 23, 24]

4.3 Productos indicados.

El apósito ideal es aquel que aísla y protege la quemadura, absorbe exudado, controla la infección, calma el dolor, y no se adhiere a la herida ni a los bordes. Según el estado, evolución, zona, profundidad, extensión…se utilizará uno u otro. Existe una gran gama de productos indicados para el tratamiento de las quemaduras [2, 21]:

-Clorhexidina: Favorece la eliminación de restos orgánicos y tejido desvitalizado previniendo la posterior infección.

-Colagenasa: Se recomienda para la eliminación de tejido desvitalizado en la herida, esta aumenta el nivel de humedad.

-Hidrogel en placa: Excelente en las quemaduras de 2 grado superficiales cuando no hay ampollas o son pequeñas o en las que se han puncionado dejando la piel. Producen alivio, frescor, y reducen la inflamación (más cuando han estado en la nevera). Se recomienda aplicar a los pocos minutos de la quemadura evitando así la aparición de ampollas. También hidrata creando un ambiente húmedo y retrasa la contaminación. Puede aplicarse junto a colagenasa para potenciar el desbridamiento, y es necesario un apósito de fijación. El cambio se debe realizar cada 24 horas ya que este se reseca, pudiendo humedecerlo con suero fisiológico para retirarlo con mayor facilidad.

-Láminas de silicona: son utilizados para evitar la adherencia a la herida, protegiéndola y aliviando el dolor en el cambio de apósitos. Se utiliza en heridas con escaso exudado ya que no tiene capacidad de absorción. Necesita un apósito de fijación.

-Hidrofibra de hidrocoloides: se recomienda en quemaduras de segundo grado superficial. Se utilizan en heridas limpias exudativas de pequeña extensión y una vez eliminado el tejido desvitalizado y las flictenas. Precisa curas cada 24h pudiendo espaciarlas en función de la evolución de la quemadura. Presenta una opción extrafina indicada en los estadios finales de epitelización.

-Apósito de tul vaselinado no adherente y gasa o compresa: se utiliza en quemaduras superficiales. Se recomiendas las curas cada 24 o 48 horas si se mantiene el apósito limpio.

-Alginatos: indicados en quemaduras exudativas contaminadas o no. No maceran la herida, necesitan un apósito secundario.

-Apósito de espuma de poliuretano: se recomiendan en quemaduras de segundo grado superficial. Se usan para mantener la quemadura húmeda y el calor. Controla un exudado medio. Tienen una gran adaptabilidad al lecho de la quemadura. Precisa curas cada 24 horas pudiendo espaciarlas según la evolución.

-Apósitos de plata: evitan el avance de la infección, se recomienda en quemaduras de segundo grado superficial con riesgo de infección y en quemaduras de segundo grado profundo. Eficaces frente a gran positivos, negativos y hongos. No deben usarse durante periodos prolongados, ni preventivos, ni tampoco con la piel intacta. No actúan en quemaduras secas. Este tipo de apósitos permite distancias la frecuencia de las curas entre sí, es decir en tres días o más, por lo que disminuye su manipulación y el riesgo de infección. Necesitan un apósito de sujeción.

Respecto a las pomadas antibacterianas, ninguna tiene las propiedades óptimas para un uso exclusivo. No deben aplicarse de forma rutinaria ya que pueden afectar a la cicatrización. Si fuese necesario el uso de antibióticos se recomienda:

-Sulfadiazina argéntica (flamazine, silvederma): se trata de una pomada antibiótica que actúa frente a gran positivos, gran negativos, hongos y cándidas. Su efecto dura de 8 a 12 horas por lo que las curas se recomiendan cada 24 horas en quemaduras de segundo grado superficial, profundo y tercer grado. No se debe mezclar con ningún otro producto. No se recomienda utilizar en embarazadas ni en niños. Como efectos secundarios destacan la sensibilización, la leucopenia transitoria y en cuanto a su aplicación la fotosensibilidad a la luz natural donde adquiere una tonalidad grisácea no significativa de infección. Se aplica en una fina capa de 1 mm.

Se recomienda la aplicación de sulfadiazina argéntica con nitrato de cerio en quemaduras de tercer grado ya que potencia la acción antimicrobiana y su penetración en la escara. Precisa curas diarias.

En cuanto al uso de sulfadiazina argéntica o un apósito de plata, existe cierta controversia a tener en cuenta a la hora de utilizar uno u otro. (Ver

Anexo 2. Tabla 2)

-<u>Nitrofurazona (furacín)</u>: Se utiliza en quemaduras de segundo grado superficial, no es eficaz frente a pseudomonas, gran negativo ni inhibe el crecimiento de hongos ni virus. Tiene el inconveniente que es nefrotóxica, se inactiva con el exudado y produce resistencias con frecuencia por lo que no se aconseja su uso. Presenta una elevada tasa de reacción alérgica. Se utiliza mucho en nuestro país pero no se encuentra en ningún protocolo internacional, ni se recomienda su uso. Precisa cura cada 24-48 horas.

-<u>Cremas hidratantes</u>: Sustancias coadyuvantes para evitar la deshidratación de la piel. Disminuye el prurito en la piel circundante y ya epitelizada.

-<u>Productos de protección solar</u>: Protección de la zona ya epitelizada.

4.4 Tratamiento quirúrgico.

En cuanto a las quemaduras de mayor envergadura es posible que precisen de tratamiento quirúrgico, coberturas y/o escarectomías[7].

Es de vital importancia vigilar las quemaduras circulares en extremidades, tórax y cuello ya que podría desarrollarse un síndrome compartimental causado por la existencia de una escara, sumado al edema tisular producido por la propia quemadura y que no permite la correcta irrigación de la zona, dando lugar a una isquemia en el caso de las extremidades y un compromiso de la función ventilatoria en el caso del cuello y tórax; por lo que en estos casos se requiere de una descompresión quirúrgica de urgencia. Esta técnica se denomina escarectomía y se llevará a cabo en el quirófano[7].

Antes de proceder a la realización de una escarectomía se determinará las zonas en las que procede su realización, así como el tipo de escarectomía que se realizará en cada área. Hay que disponer de las coberturas cutáneas adecuadas para cubrir la zona una vez acabado el procedimiento quirúrgico, además de asegurar que el paciente se encuentra hemodinámicamente estable, que los parámetros de coagulación se encuentran dentro de la normalidad, y que se cuenta con reservas adecuadas de hemoderivados suficientes para una posible transfusión. Además, se realiza bajo anestesia, por lo que será necesario un asesoramiento pre-anestésico[7, 26].

La técnica consiste en la retirada de la escara hasta conseguir un lecho sangrante y que pueda ser viable. Se realiza con una hoja de bisturí o una cuchilla[7, 26].

Existen principalmente dos tipos de escarectomias: escarectomía tangencial y escarectomía a fascia. La escarectomía tangencial consiste en un desbridamiento capa a capa con un dermatomo hasta llegar a tejido sano[22, 27]. Está indicada en quemaduras de 2º y 3er grado profundas y pacientes con quemaduras de espesor parcial de hasta el 20% de extensión que no consiguen cicatrizar de forma espontánea. Para la realización de esta técnica es importante que el paciente presente una buena perfusión tisular, debido a la gran pérdida hemática que se produce. Este tipo de técnica presenta un buen resultado estético y funcional [7, 22, 26, 27].

El desbridamiento a fascia se extirpa tejido aunque sea sano, hasta nivel muscular, ya que este plano es poco sangrante actuando así en mayor superficie corporal aunque con peor resultado estético[22, 27]. Las escarectomias a fascia están indicadas en pacientes que no tienen una buena perfusión tisular debido a la existencia de cardiopatías, obesidad, diabetes u otras enfermedades, y que presentan quemaduras profundas en más del 20% de la superficie corporal[7, 26].

Una vez obtenido el tejido sano y bien vascularizado, la cobertura se realiza habitualmente mediante autoinjertos de espesor parcial, que se trata de una lámina compuesta por epidermis y dermis superficial obtenida mediante un dermatomo. Cuando necesitamos cubrir grandes superficies se recurre a injertos mallados, que nos permite cubrir mayor área con menor cantidad de piel. La zona de la que se extrae el injerto suele curarse en 10-12 días[22, 27].

Sin embargo hay ocasiones en las que el autoinjerto no es posible y hay que recurrir a injertos procedentes de un donante o a injertos temporales[10]. También se utilizan injertos biológicos como homoinjertos (obtenidos de cadáveres), xenoinjertos (obtenidos de cerdos) y las membranas amnióticas; e incluso apósitos biosintéticos se silicona, nylon, colágeno[22, 27].

En el caso de las quemaduras muy extensas y profundas que afecten a músculo, tendones e incluso hueso, los injertos no resultan útiles ni viables, en estos casos hay que recurrir a complejas técnicas de reconstrucción en los que se emplean colgajos locales e incluso bloques de tejidos completos[28].

5 GRAN QUEMADO

En las últimas décadas se ha producido un aumento notable en la supervivencia de los pacientes grandes quemados. Este hecho es dado por la interacción y unión de distintos factores como son: Un mayor conocimiento acerca de la fisiopatología de las quemaduras y de las complicaciones derivadas de las mismas, un mejor soporte nutricional e hidrolítico del paciente gran quemado, un mayor control de las infecciones así como un tratamiento quirúrgico con una base científica contundente y que permite establecer una secuencia lógica y efectiva en el tratamiento del paciente[7, 25].

Partimos de la base de que un paciente gran quemado es aquel que presenta una o varias quemaduras que pueden poner en peligro su vida o provocar secuelas graves en su organismo de forma permanente. Los parámetros para definir a una paciente como gran quemado son [25, 26, 29]:

- Quemaduras 2° y 3er grado en más del 20% de la superficie corporal.
- Pacientes menores de 2 años o mayores de 65 años con más del 10% de la superficie corporal con quemaduras de 2° y 3er grado.
- Pacientes con quemaduras por inhalación de humo o quemaduras en el tracto respiratorio.
- Pacientes con quemaduras profundas y extensas en manos, cara, pies o región perineal.
- Pacientes con quemaduras eléctricas de alto voltaje.
- Pacientes con quemaduras y con patologías graves asociadas o algún politraumatismo asociado.

    5.1 Evaluación primaria.

El paciente gran quemado debe ser tratado inicialmente siguiendo el ABCDE de un paciente politraumatizado[25, 26].

Lo primero que debemos hacer cuando nos encontramos frente a este tipo de pacientes es valorar las quemaduras que presenta, tanto en extensión como en profundidad, así como una valoración de la localización de las quemaduras y de la gravedad que presenta.

Para evaluar la extensión, en el caso de los adultos, resulta útil utilizar la Regla de los Nueves, ya que es una forma rápida y eficaz de determinar la extensión de las quemaduras, sin embargo en los niños este método no resulta tan preciso, ya que podría sobreestimar la extensión del área afectada, dado que en los niños y recién nacidos la cabeza y cuello suponen una mayor proporción de la superficie corporal total. De modo que en estos casos resulta más preciso usar la gráfica de Lund y Browder[7].

En cuanto a la profundidad de las quemaduras podemos utilizar las escalas de Benaim, Converse-Smith, o ABA y estas se pueden clasificar en[7]:

- *1er grado*
- *2º grado de espesor parcial superficial/ 2º grado de espesor parcial profundo*
- *3º grado.*

En el caso de la localización de las quemaduras consideraremos zonas especiales y a tener especial cuidado con ellas, aquellas que se encuentren en la cabeza incluyendo el cuello, las extremidades tanto superiores como inferiores (manos y pies), zona genital, pliegues articulares, tórax y mamas.

También resulta importante y útil clasificar al paciente según criterios de gravedad, ya que nos puede orientar en la elección del tratamiento más adecuado así como servirnos como elemento orientativo de la evolución del paciente. Para los adultos la clasificación de gravedad que se utiliza es la de Garcés, para niños de entre 2 y 20 años se utiliza la escala de Garcés modificada por Artigas y para niños menores de 2 años la de Garcés modificada por Artigas y consenso Minsal de 1999 [26, 30].

Garcés

Edad + %SCQ con quemaduras 1er grado (TIPO A) X 1
+ %SCQ con quemaduras 2º grado (TIPO AB) X 2
+ % SCQ con quemaduras 3er grado (TIPO C) X 3

Garcés modificado por Artigas

40 - Edad + %SCQ con quemaduras 1er grado (TIPO A) X 1
+ %SCQ con quemaduras 2º grado (TIPO AB) X 2
+ % SCQ con quemaduras 3er grado (TIPO C) X 3

Garcés modificado por Artigas y consenso Minsal de1999

40 - Edad + %SCQ con quemaduras 1er grado (TIPO A) X 2
+ %SCQ con quemaduras 2º grado (TIPO AB) X 2
+ % SCQ con quemaduras 3er grado (TIPO C) X 3

Una puntuación de entre 21- 40 se considera leve, entre 41-70 moderado, entre 71-100 grave. Los valores comprendidos entre y 150 dan como resultado un pronóstico crítico con una mortalidad de entre el 30 y el 50%, aquellos casos en los que el resultado en la escala sea mayor de 150 la gravedad es máxima y la probabilidad de mortalidad es mayor del 50% [26, 30]

21-40 Leve: sin riesgo vital 41-70 Moderado: sin riesgo vital, salvo complicaciones 71-100 Grave: probabilidad de muerte inferior a sobrevida. Mortalidad < 30% 101-150 Crítico: Mortalidad 30-50% > 150 Sobrevida excepcional: Mortalidad > 50% [26, 30.]

5.2 Tratamiento del paciente gran quemado.

El tratamiento del paciente gran quemado debe ser llevado a cabo por un equipo multidisciplinar y en el que debe estar incluidos especialistas en medicina intensiva y cuidados intensivos y que además estén entrenados en la realización de traqueotomías de urgencia puesto que en muchas ocasiones el edema que se produce en las vías aéreas impide la realización de una intubación orotraqueal, siendo precisa la realización de una traqueotomía para conseguir una correcta ventilación[25].

En primer lugar cuando recibimos al paciente en urgencias debemos examinar las vías aéreas, vigilar si existe alguna hemorragia o trauma asociado. Se realizará una anamnesis en la que se incluya antecedentes médicos, enfermedades que el paciente pueda padecer en la actualidad, medicación habitual (si existiese), peso, cirugías que pueda tener o cuándo fue su última ingesta alimentaria. Los pacientes que presenten quemaduras en el tracto respiratorio o sospecha de que puedan existir deberemos administrarle oxígeno al 100%.También se procederá, tan pronto como nos sea posible, a la inserción de una acceso venoso periférico, preferiblemente en zonas no afectadas, así como al sondaje vesical del paciente de manera que nos permitirá realizar una estricta monitorización de la diuresis, la cual debemos mantener entre 0.5-1ml/kg/h [7, 26, 28].

Una vez que poseamos todos los datos y tengamos una evaluación de las quemaduras (extensión, profundidad, áreas afectadas…) procederemos a la reposición hídrica, para ello existen varias fórmulas de resucitación y es recomendable aplicar una u otra en función del total de la superficie corporal quemada (SCQ) [2, 7, 29, 31,]

En caso de que la SCQ sea menor del 15% la reposición de líquidos se puede realizar por vía oral a dosis respuesta. [2, 7]

Cuando la SCQ es mayor del 15% y hasta un 50% la fórmula recomendada a usar es la de Parkland (4ml x Kg x %SCQ) de Riger Lactato el 50% del volumen total del líquidos a reponer se administrarán en las primeras 8 horas, y el 50% restante en las 16horas restantes, en las siguientes 24h se administrarán coloides 0.3-0.5ml x Kg x % SCQ, este volumen total a administrar es orientativo y se deberá adaptar siempre a las condiciones especiales de cada paciente. [25, 26, 28, 31]

En los casos en los que la SCQ sea mayor del 50% se recomienda el uso de la fórmula de Brooke modificada (2ml x Kg x %SCQ) o (3ml x Kg x %SCQ en niños) de RL, el 50% del volumen total se administra en las 8 primeras horas y el resto en las 16 horas restantes las siguientes 24 horas se administraran coloides (0.3-0.5ml x Kg x %SCQ). En ambos casos se debe añadir glucosa al 5% para mantener un gasto urinario de 0.5-1ml/kg/h. [7, 26, 28, 29]

La solución cristaloide de elección es el Riger Lactato puesto que el suero fisiológico al 0.9% en grandes cantidades puede desarrollar una acidosis hiperclorémica [7, 25, 31].

Todos los pacientes con quemaduras importantes deben recibir una dosis profiláctica de 250 UI de inmunoglobulina tetánica, a menos que exista una inmunización previa registrada y que ésta se realizase hace menos de 10 años[7].

Para la monitorización hematológica y la evaluación pulmonar serán necesarios los siguientes estudios hematológicos: Hemograma completo, gases arteriales, electrolitos séricos, enzimas cardiacas, glucosa, creatinina, urea, albumina sérica y calcio sérico, así como una radiografía torácica que nos servirá para poder valorar la evolución del paciente. En el caso de las quemaduras eléctricas es fundamental la obtención de un EKG [7,10].

5.2.1 Terapia nutricional del paciente gran quemado

Ante el estado de hipercatabolismo que presenta el paciente quemado se requiere un aporte de unas 4.500-6.000 kcal que son aportadas mediante dietas hiperproteicas por vía enteral o parenteral. Este soporte nutricional es transcendental en el manejo y tratamiento del paciente, cuyos objetivos principalmente son prevenir la desnutrición y favorecer la cicatrización [2, 22, 23].

En el tratamiento ambulatorio es más difícil el estudio nutrición, pero ante una quemadura leve que no cicatrice debe tenerse en cuenta que podría ser debido a un mínimo aporte de proteínas en la dieta.

En pacientes grandes quemados es de real importancia evaluar el estado nutricional y favorecer la alimentación lo más precozmente posible. Se debe priorizar la implantación de la nutrición enteral sobre la parenteral siempre que esta sea posible, ya que la nutrición enteral precoz ayuda al control del hipermetabolismo, y al mantenimiento de la integridad de la mucosa intestinal evitando la atrofia intestinal, mejora el balance nitrogenado, existe una mayor tolerancia de nutrientes y previene la translocación bacteriana, por lo que disminuye las complicaciones sépticas[7, 25, 26].

Por otro lado la existencia de un acceso venoso central para la administración de nutrición parenteral multiplica el riesgo de infección en estos pacientes que por sus condiciones ya se encuentran deprimidos inmunológicamente [25].

La nutrición parenteral o mixta deberá considerarse cuando existan fistulas entéricas, una desnutrición previa al suceso de la quemadura, como pancreatitis severa o íleo prolongado, así como en aquellos pacientes hemodinámicamente inestables que estén siendo tratados con altas dosis de drogas vasoactivas o aquellos en los que se produzca una pérdida significativa de la masa corporal a pesar de estar manteniendo una ingesta correcta por vía enteral[7, 26].

La nutrición enteral será administrada por una sonda nasogástrica. La ubicación de sonda, así como el volumen gástrico residual, deberá ser revisado y registrando por el personal de enfermería. En caso de un volumen residual elevado, <200ml de forma reiterada (más de dos mediciones), tendremos que plantearnos reducir el ritmo de infusión de la nutrición o detener su administración[26].

Durante la administración de nutrición enteral el paciente deberá en permanecer en posición de Fowler o semiFowler para evitar el riesgo de aspiración. En caso de que apareciese algún síntoma de intolerancia, como pueden ser vómitos o tos recurrente debemos parar la nutrición y realizar una valoración del paciente antes de volver a restaurarla[26].

La fórmula que se recomienda usar para calcular las necesidades calóricas es la de Curreri; consiste en administrar 25Kcal/Kg añadiendo 40Kcal extra x %SCQ. En el caso de los niños, se emplea la fórmula de Galveston, una fórmula más precisa puesto que está basada en la superficie corporal total del paciente y no en el peso; 1800Kcal x m^2 de superficie corporal total + 1500Kcal extra x m^2 SCQ[26].

En cuanto a la distribución calórica de los nutrientes a administrar se recomienda que sea aproximadamente el 50% Hidratos de carbono, 30% grasas y 20% proteínas. También debemos tener en cuenta que en pacientes con una SCQ > 50% la cantidad de carbohidratos no debe ser mayor a 5mg/Kg/min ya que de lo contrario podría derivar en un aumento de la producción de CO_2, esteatosis hepática e hiperglicemia[7, 10].

Se recomienda la administración de una pequeña cantidad de arginina y glutamina (2%) ya que parece ser que mejora la respuesta inmune del paciente. Del mismo modo numerosos autores recomiendan la adición de vitaminas, como la vitamina A y vitamina C así como Zinc, hierro y otros oligoelementos. No obstante todas estas pautas deberán adaptarse a las condiciones concretas de cada paciente y a la respuesta y evolución que su organismo ofrezca ante estas pautas[10].

Para la protección gástrica, con el objetivo de prevenir úlceras gastroduodenales, se recomienda el uso de bloqueadores H2, además del inicio de la alimentación enteral temprana[23].

5.3 *Prevención de infecciones.*

Partimos de la base de que un paciente gran quemado es un paciente significativamente deprimido inmunológicamente, ya que carece, en un elevado porcentaje de su superficie corporal, de la primera barrera defensiva del organismo, la piel y mucosas.

La sepsis es la causante del 56-60% de las muertes de los pacientes grandes quemados, producto generalmente de un shock séptico descontrolado secundario a una pielonefritis, bronconeumonía o una infección a partir de la herida[7].

Entre el 70 y el 80% de las bacterias que causan la infección en el gran quemado, proceden del propio paciente, el resto son bacterias procedentes del medio que invaden el organismo del paciente a través de las heridas abiertas, los catéteres o los accesos venosos.

Tanto la propia herida como el exudado, así como las escaras suponen un medio de cultivo ideal para la proliferación de bacterias, además a todo esto debemos sumarle la multitud de procesos a los que el paciente se ve sometido: Curas, inserción de catéteres, punciones o escarectomías que aumentan considerablemente el riesgo de contraer una infección[10, 28].

Se ha demostrado que un correcto aislamiento disminuye las infecciones y por tanto la mortalidad y las complicaciones. El uso profiláctico de antibióticos, tanto sistémicos como tópicos, esta desaconsejado; no existe una pauta antibiótica universal si no que la elección dependerá de la situación clínica del paciente y los resultados de los hemocultivos entre otros, que nos permitan conocer cuáles son las bacterias que debemos combatir. Solo se recomienda una profilaxis antibiótica corta ante la realización de escarectomias ya que durante el desbridamiento quirúrgico se producen con frecuencia bacteriemias o tras la realización de un autoinjerto puesto que suponen un elevado riesgo de infección[7, 10, 25, 28].

En cuanto al manejo de la herida, para evitar la infección, se debe realizar un desbridamiento precoz, eliminando las zonas necróticas. Las curas serán diarias, siendo necesaria en ocasiones una mayor frecuencia, y con la máxima esterilidad posible, usando preferiblemente material desechable y los apósitos y antisépticos más recomendados según el tipo de herida. La herida se lavará en cada cura con solución de Daki y jabón antimicrobiano antes de aplicar cualquier apósito o el antibiótico tópico en caso de ser necesario. El lugar idóneo para la realización de las curas será el quirófano siempre y cuando el traslado del paciente al mismo esté indicado. Debemos tener en cuenta que la sobrevivencia del paciente va a depender de la capacidad que tengamos para evitar que este sufra una sepsis, y en esto, el manejo correcto de la herida juega un papel fundamental ya que se trata de uno de los principales focos de entrada de bacterias[7].

Los signos que nos alertan de que una herida-quemadura se encuentra infectada son[7]:

- Presencia de áreas decoloradas o con un color más oscuro.
- Empeoramiento de la quemadura, aumentando su profundidad y/o extensión.
- Presencia de signos de gangrena.
- Existencia de abscesos y pus en la herida.

5.4 Manejo del dolor

El paciente gran quemado sufre fuerte episodios de dolor derivados de las quemaduras que presenta y que aumentan su estrés y ansiedad. Además, a este dolor basal causado por las propias quemaduras se le suma el dolor producido por las continuas manipulaciones y procesos a los que el paciente se ve sometido.

El control efectivo del dolor es un factor primordial y enfermería debe asegurarse de que este control sea el adecuado, ya que no solo contribuye al bienestar del paciente disminuyendo el estrés y la ansiedad que el propio dolor le genera, sino que también disminuye las complicaciones respiratorias, favorece la movilización y mejora el balance nitrogenado del paciente[26].

A pesar de que el dolor es algo subjetivo y que cada paciente percibe y siente de una forma distinta debemos intentar objetivarlo mediante el uso de escalas del dolor, basadas en las manifestaciones verbales del propio paciente (si esto es posible) y en la visualización de manifestaciones de dolor que el paciente nos transmite[26].

Es muy importante la valoración del dolor programada, siempre con el mismo instrumento para determinar de qué manera experimenta el dolor dicho paciente.

En las unidades de grandes quemados existen pautas específicas para el control del dolor de los pacientes, basándose en medidas farmacológicas y no farmacológicas[21, 23].

La elección del tratamiento analgésico dependerá del equipo responsable del paciente quemado y estará condicionado por sus antecedentes, extensión, su percepción del dolor.

Centrando en las farmacológicas, en primera instancia el dolor general es tratado con opioides, generalmente morfina 2-10mg/h, administrando dosis extras si el paciente lo requiriese. En caso de que no refiera dolor intenso o no observemos presencia del mismo, el control del dolor basal se realiza mediante analgesia regular con metamizol y paracetamol[7, 26].

El dolor del paciente se exacerba durante las manipulaciones, sobre todo en el caso de la cura de heridas. Las quemaduras más superficiales son las que generan más dolor en un principio, ya que las terminaciones nerviosas están expuestas a la estimulación, añadiendo el edema y la liberación de sustancias vasoactivas que hacen que el dolor aumente. Por ello se debe establecer una pauta analgésica a administrar antes de la realización de cualquier técnica y en estos casos el analgésico de elección suele ser el fentanilo ya que tiene una acción rápida y unos efectos relativamente cortos[26].

En muchas ocasiones la situación médica del paciente requiere de una sedación completa. En estos casos los medicamentos de elección son las benzodiacepinas y el propofol. El uso de éste último requiere de un correcto monitoreo respiratorio del paciente y la administración de una dosis muy precisa ajustada a la edad, el peso y las condiciones especiales de cada paciente[28].

Las medidas farmacológicas deben complementarse con otras medidas no farmacológicas como la hipnosis, y relajación, consiguiéndose desviar la atención del dolor a un estímulo sensorial placentero. También es importante la flexibilidad de las dosis, se ha comprobado que la analgesia controlada por el paciente donde le permite ajustar la dosis según sus necesidades, es muy eficaz y segura en adultos.

En el manejo del dolor también son importantes los síntomas emocionales que acentúan el dolor, como es el miedo, ansiedad, depresión, etc. Estos se agravan aún más en el medio hospitalizado, ya que temen por su vida y es un medio totalmente nuevo. Para ello debemos asegurarnos de que el paciente comprende todo el proceso y es partícipe en su tratamiento.

5.5 Algoritmo-resumen atención paciente gran quemado.

1° - Realización de una evaluación ABCDE.

- Calcular SCQ
- Oxigenoterapia, acceso venoso, sonda urinaria.
- Muestras sanguíneas.
- Solicitud de interconsultas

2° - Cuando el paciente se encuentre estable iniciar administración de fluidos.

- Monitorización del Gasto Urinario. (Evaluación horaria)
  - GU< 0.2ml/kg/h ↑ 20% el aporte de fluidos en la siguiente 10hora, Si GU<0.2ml/kg/h durante 2h o más, considerar reanimación con albúmina (1/3 albumina al 5% 2/3 Hartman) y considerar también otras causas como obstrucción del catéter o lesión renal aguda.
  - GU 0.2ml/kg/h ↑10% el aporte de fluidos en la siguiente hora.
  - GU 0.5-1ml/kg/h, si se mantiene así, durante las primeras 24h mantener la infusión y la evaluación horaria, y tras las primeras 24h ajustar los fluidos según los requerimientos del paciente.
  - GU 1-1.5ml/kg/h ↓10% el aporte de fluidos en la siguiente hora.
  - GU >1.5ml/kg/h ↓20% el aporte de fluidos en la siguiente hora [29].

6 COMPLICACIONES

Las quemaduras pueden llegar a ocasionar múltiples complicaciones orgánicas que hacen aún más difícil la recuperación de la persona afectada. A continuación, se exponen las principales complicaciones que pueden aparecer en pacientes quemados:

6.1. Infección.

La complicación más frecuente es la infección ya que se pierde la primera barrera de protección ante la invasión de microorganismos. A esta pérdida, hay que añadir que son personas inmunosuprimidas y rodeadas de gérmenes, lo que ocasiona que la infección sea una de las mayores causas de muerte en este tipo de pacientes. Los profesionales sanitarios debemos estar atentos ante cualquier signo de infección aunque a veces, por la envergadura de la lesión, sean difíciles de reconocer. Los niños y ancianos son más propensos a desarrollar esta complicación debido a que tienen la piel más delgada, presentan una mayor inmunosupresión y generalmente presentan comorbilidad que agrava la quemadura [32]. El segundo factor de riesgo que sigue a la edad es la extensión de la quemadura. Cuanto mayor es la SCTQ, mayor es el riesgo de sufrir infección.

El foco de esta puede ser endógeno, es decir, de la propia flora del paciente, o exógeno procedente del medio ambiente y del personal cualificado que atiende a la persona quemada[19]. La quemadura, típicamente es invadida por Gram + en un 70% durante los primeros días y a partir del 5º día se presenta una invasión por Gram - en un 55% [33]. Para determinar si existe o no infección se debe realizar un cultivo del exudado o bien una biopsia de la herida

Los signos que pueden indicar que estamos ante una infección son[34]:

    – Cambios de color (decoloración local).

    – Cambios en la superficie quemada: Un exudado amarillento

intenso que destruye rápidamente el tejido de granulación es típico de gérmenes estafilocócicos (gérmenes Gram +), en cambio un color verdoso en los vendajes y secreciones que pueden producir necrosis del tejido es característico de las pseudomonas (gérmenes Gram -).

- Profundización de la quemadura de espesor parcial a total.
- Degeneración del tejido de granulación y formación de una nueva escara.
- Separación rápida de la escara.
- Lesiones vesiculares en zonas epitelizadas.
- Retraso en la curación.
- Estigma gangrenoso: coloración púrpura del tejido no quemado.

No se deben usar antibióticos de forma profiláctica para prevenir la infección, ya que si se llega a producir no vamos a contar con ningún antibiótico adecuado para manejarla. La utilización de antibióticos solo está indicada cuando la infección esté confirmada. Para evitar los focos exógenos, se debe llevar a cabo un aislamiento racional, el uso de guantes, gorros, mascarillas, ropa quirúrgica y un estricto y permanente lavado de las manos, ya que estas medidas decrecen el riesgo de contaminación cruzada y deberán ser extremas en todas las unidades de quemados [23].

El primer paso es retirar el tejido desvitalizado, y mientras llegan la confirmación de laboratorio se suele comenzar con una combinación de cefalosporina o penicilina más aminoglucósido que cubre contra Stafilococos aureus y gérmenes gram negativos, es decir, terapia empírica para posteriormente comenzar con una terapia específica.

6.2. Complicaciones gastrointestinales.

La consecuencia de las quemaduras graves es una respuesta inflamatoria sistémica (generalizada) que evoluciona en fases. Como ya vimos anteriormente, la disminución de la volemia sanguínea hace que el organismo priorice el flujo sanguíneo en dirección a los órganos fundamentales para la vida (corazón, cerebro y glándula suprarrenal). Este mecanismo es el responsable de las complicaciones gastrointestinales. Las más destacadas dentro de este grupo son [35]:

- Úlcera de Curling: úlcera en el duodeno o estomago provocada por quemaduras con una gran SCTQ. El primer signo es la hemorragia aguda o perforación pero también pueden pasar desapercibidas en muchas ocasiones. El momento más frecuente en el que se manifiestan es a finales de la primera semana desde que se sufre la quemadura.
- Íleo paralítico: es la detención de la peristalsis que produce una obstrucción de tipo mecánico. Ocurre en los primeros dos días

después de la lesión. Sus signos y síntomas más frecuentes son el dolor y la distensión abdominal, vómitos de origen reflejo y ausencia de emisión de gases y heces. Su diagnóstico es a través de una radiografía simple de abdomen.

- Colecistitis acalculosa: inflamación aguda de la vesícula en ausencia de cálculos. Se produce por estasis biliar, incremento de la viscosidad y toxicidad de la bilis y por isquemia de la vesícula. Sus signos y síntomas son el dolor, masa palpable en el cuadrante superior de la región del hipocondrio derecho, fiebre, vómitos y leucocitosis. Para corroborar el diagnóstico se recure a la ecografía o a la gammagrafía de vesícula y vías biliares.

- Síndrome compartimental abdominal: por lo general, ocurre en las primeras 48 horas de la lesión en el periodo de resucitación o en la fase aguda del periodo séptico. Es debido a una hipertensión intraabdominal provocada por el aumento del volumen de esta cavidad. El edema de la pared abdominal contribuye a la disminución de la función intestinal así como influye en la función respiratoria llegando a provocar incluso síntomas de insuficiencia respiratoria debido a un excesivo volumen peritoneal que eleva el diafragma y comprime los pulmones.

- Traslocación bacteriana intestinal: paso de bacterias entéricas y sus productos a los ganglios linfáticos mesentéricos, en primer lugar, y luego a los órganos distales debido a un fallo de la mucosa por hipoxia celular.

6.3. Shock por quemadura.

Como ya se ha indicado, en grandes quemados, se produce el paso de plasma desde el espacio intravascular al intersticial. Esto puede provocar graves consecuencias que afectan a la función cardiovascular cuando la SCTQ es >20%. La lesión térmica extensa produce shock hipovolémico y trauma tisular que dan lugar a la liberación de mediadores locales y sistémicos resultando en un proceso complejo donde se produce una pérdida del volumen plasmático circulante, hemoconcentración, formación de edema masivo, descenso del gasto urinario y depresión de la función cardiovascular [36].

6.4. Complicaciones de las quemaduras eléctricas:

Este grupo especial presenta complicaciones características que se dan en mayor número en él. Dentro de ellas se encuentran[14]:

– Paro cardíaco.

– Parálisis respiratoria.

– Insuficiencia renal.

– Lesiones neurológicas.

– Infección y septicemia.

- Esfaceles secundarios.
- Hemorragia secundaria.
- Cataratas.

6.5. Hipotermia.

Es una de las complicaciones más frecuentes junto con la infección. Los pacientes quemados tiene problemas de termorregulación por lo que pueden llegar a sufrir hipotermia, es decir, su temperatura corporal se encuentra por debajo de los 35° C. Para evitarla se debe retirar los ropajes afectados por las llamas o productos químicos y cubrir totalmente al paciente con una manta térmica para minimizar el riesgo de hipotermia, especialmente en niños pequeños y ancianos[37].

7 CUIDADOS

7.1 Diagnósticos de enfermería (NANDA) [38]*, Clasificación de Resultados de Enfermería (NOC)* [39] *y Clasificación de Intervenciones de Enfermería (NIC)* [40]

Diagnóstico 1

(00046) Deterioro de la integridad cutánea r / c exposición a factores externos extremos m / p alteración de la superficie de la piel.

- NOC:
  - 1103 Curación de la herida por segunda intención:
- 110304 Resolución de la secreción serosa.
- 110307 Resolución del eritema cutáneo circundante.
- 110310 Resolución de las ampollas cutáneas.

- NIC:
  - 3661 Cuidados de las heridas: quemaduras

Actividades:
- Enfriar la herida con agua templada (20°C) o solución salina en el momento de la lesión, si es posible.
- Lavar las heridas químicas continuamente durante 30 min o más para garantizar la eliminación del producto causal.
- Determinar el área de entrada y salida de quemaduras eléctricas para evaluar qué órganos pueden estar afectados.
- Mantener permeables las vías aéreas para asegurar la ventilación.
- Evaluar la herida examinando su profundidad, extensión, localización, dolor, agente causal, exudación, granulación o tejido necrótico, epitelización y signos de infección.

- Proporcionar medidas de confort antes de cambiar los apósitos.
- Preparar un campo estéril para mantener la asepsia máxima durante todo el proceso.

- 3584 Cuidados de la piel: tratamiento tópico.

Actividades:
- Evitar el uso de ropa de cama de textura áspera.
- Realizar la limpieza con jabón antibacteriano, si resulta oportuno.
- Vestir al paciente con ropas no restrictivas.
- Girar al paciente inmovilizado al menos cada 2 horas, de acuerdo con el programa específico.
- Registrar el grado de afectación de la piel.
- Inspeccionar diariamente la piel en personas con riesgo de pérdida de integridad de la misma.

- 1400 Manejo del dolor.

Actividades:
- Observar claves no verbales de molestias, especialmente en aquellos que no pueden comunicarse eficazmente.
- Asegurarse de que el paciente reciba los cuidados analgésicos correspondientes
- Utilizar estrategias de comunicación terapéutica para reconocer la experiencia del dolor y mostrar la aceptación de la respuesta del paciente al dolor.
- Determinar el impacto de la experiencia del dolor sobre la calidad de vida (sueño, apetito, actividad, función cognoscitiva, humor, relaciones, trabajo y responsabilidad de roles).
- Ayudar al paciente y a la familia a obtener y proporcionar apoyo.
- Utilizar un método de valoración adecuado que permita el seguimiento de los cambios en el dolor y que ayude a identificar los factores desencadenantes reales y potenciales (hoja de informe y llevar un diario).
- Disminuir o eliminar los factores que precipiten o aumenten la experiencia del dolor (miedo, fatiga, monotonía y falta de conocimientos).
- Animar al paciente a vigilar su propio dolor y a intervenir en consecuencia.
- Proporcionar a la persona un alivio del dolor óptimo mediante analgésicos prescritos.
- Fomentar los períodos de descanso/sueño adecuados que faciliten el alivio del dolor.

- Informar a otros cuidadores/miembros de la familia sobre las estrategias no farmacológicas utilizadas por el paciente para fomentar actitudes preventivas en el manejo del dolor.
- Proporcionar una información veraz para alentar el conocimiento y respuesta de la familia a la experiencia del dolor.
- Integrar a la familia en la modalidad de alivio del dolor, si fuera posible

Diagnóstico 2

(00118) Trastorno de la imagen corporal r/c cambios físicos, lesiones y/o traumatismos m/p expresa sentimientos o percepciones que reflejan una alteración de la visión del propio cuerpo.

o NOC
- 1200 Imagen corporal
- 120005 Satisfacción con el aspecto corporal.
- 120007 Adaptación a cambios en el aspecto físico.
- 120513 Adaptación a cambios corporales por lesión.
- 120517 Actitud hacia la utilización de estrategias para mejorar el aspecto.

- 1305 Modificación psicosocial: cambio de vida
- 130502 Mantenimiento de la autoestima
- 130506 Expresiones de optimismo sobre el futuro
- 130508 Identificación de múltiples estrategias de superación
- 130509 Uso de estrategias de superación efectivas
- 130513 Expresiones de apoyo social adecuado

- 1205 Autoestima
- 120501 Verbalizaciones de autoaceptación
- 120505 Descripción del yo
- 120507 Comunicación abierta
- 120519 Sentimientos sobre su propia persona

o NIC
- 5220 Potenciación de la imagen corporal
Actividades:
- Utilización de una guía previsora en la preparación del paciente para los cambios de imagen corporal que sean previsibles.
- Ayudar al paciente a separar el aspecto físico de los sentimientos de valía, si procede.

- Observar si el paciente puede mirar la parte corporal que ha sufrido el cambio.
- Observar si hay frases que identifican las percepciones de imagen corporal que tienen que ver con la forma y el peso corporal.
- Determinar las percepciones del paciente del paciente y de la familia sobre la alteración de la imagen corporal frente a la realidad.
- Determinar si un cambio de imagen corporal ha contribuido a aumentar el aislamiento social.
- Identificar los medios de disminución del impacto causado por cualquier desfiguración por medio de ropa, pelucas o cosméticos, si procede.
- Ayudar al paciente a identificar acciones que mejoren su aspecto.
- Facilitar el poner en contacto con otras personas que hayan pasado por la misma situación.

- Apoyo emocional

Actividades:
- Comentar la experiencia emocional con el paciente.
- Explorar con el paciente qué ha desencadenado las emociones.
- Escuchar las expresiones de sentimientos.
- Proporcionar apoyo durante la negociación, ira, negociación y aceptación.
- Permanecer con el paciente y proporcionar sentimientos de seguridad durante los períodos de más ansiedad.
- Proporcionar ayuda en la toma de decisiones.
- Remitir a servicios de asesoramiento, si precisa.

- Aumentar el afrontamiento

Actividades:
- Valorar el ajuste del paciente a los cambios de la imagen corporal, si está indicado.
- Valorar la comprensión del paciente del proceso de enfermedad.
- Disponer un ambiente de aceptación.
- Ayudar al paciente a desarrollar una valoración objetivo del acontecimiento.
- Proporcionar información objetiva respecto al diagnóstico, tratamiento y pronóstico.
- Animar al paciente a desarrollar relaciones.
- Favorecer las relaciones con personas que tengan intereses y objetivos comunes.

- Fomentar las actividades sociales y comunitarias.
- Alentar la aceptación de las limitaciones de los demás.
- Apoyar el uso de mecanismo de defensa adecuados.
- Alentar la manifestación de sentimientos, percepciones y miedos.
- Animar la implicación familiar, si procede.

- Potenciación de la autoestima
Actividades:
- Animar al paciente a identificar sus virtudes
- Fomentar el contacto visual al comunicarse con otras personas.
- Ayudar a establecer objetivos realistas para conseguir una autoestima más alta.
- Ayudar al paciente a reexaminar las percepciones negativas que tiene de sí mismo.
- Animar al paciente a que acepte nuevos desafíos.
- Realizar afirmaciones positivas sobre el paciente.

Diagnóstico 3
(00146) Ansiedad r/c con suceso ocurrido y procedimientos invasivos m/p nerviosismo, inquietud, aumento del estado de alerta, voz temblorosa y expresiones verbales de angustia debido a los cambios y las posibles consecuencias.
  o NOC:
  - 1402: Control de la ansiedad:
- 140214 Refiere dormir de forma adecuada
- 140216 Ausencia de manifestaciones de una conducta ansiosa

  - 1211: Nivel de ansiedad:
- 121105 Inquietud
- 121117 Ansiedad verbalizada
- 121118 Preocupación exagerada por eventos vitales

  - 1302 Superación de problemas:
- 130205 Verbaliza aceptación de la situación
- 130218 Refiere aumento del bienestar psicológico
- 130208 Se adapta a los cambios en desarrollo

  o NIC:
  - 5820 Disminución de la ansiedad:
- Explicar todos los procedimientos, incluyendo posibles sensaciones que se han de experimentar durante el procedimiento.

- Escuchar con atención.
- Proporcionar información objetiva respecto del diagnóstico, tratamiento y pronóstico.
- Administrar medicamentes que reduzcan la ansiedad, si están prescritos.

  • 5270 Apoyo emocional:
- Ayudar al paciente a que exprese los sentimientos de ansiedad, ira o tristeza.
- Proporcionar apoyo durante la negación, ira, negociación y aceptación de las fases del sentimiento de ansiedad.
- Comentar la experiencia emocional con el paciente.
- Proporcionar ayuda en la toma de decisiones.

7.2 Alta hospitalaria.

Una vez resueltos todos los problemas que el paciente presentaba a su llegada se procede al alta del mismo. Cuando un paciente recibe el alta hospitalaria debemos asegurarnos de que:
- Infección controlada o inexistencia de la misma.
- Patrones respiratorios normales.
- Correcto control del dolor y de la temperatura corporal.
- Heridas en un correcto proceso de cicatrización.
- Ausencia de edemas.
- Contacto con el centro de salud, a través del enfermero de enlace para el seguimiento y cura de las quemaduras
- Aceptación y adaptación del paciente a su nueva situación, como por ejemplo, su nuevo aspecto físico, posibles discapacidades.

Es importante educar al paciente y a la familia para que lleven a cabo una dieta adecuada que favorezca el proceso de cicatrización de las heridas.

Así mismo, la autoimagen es un aspecto muy importante de la autopercepción por lo que su alteración generará un grado de ansiedad elevado, así como depresión. Sin embargo, la imagen que cada individuo tiene de su propio cuerpo es fundamentalmente subjetiva y no tiene por qué corresponder con la realidad[41].

Las intervenciones enfermeras son fundamentales para la recuperación física y psicológica del paciente. Es necesario que el paciente se familiarice y acepte su nueva imagen corporal, implicando a él mismo y a la familia, proporcionando información y soporte. A esto tenemos que añadir la gran influencia que ejercen los factores sociales y culturales respecto a la importancia dada al cuerpo físico.

Además, debe hacerse hincapié en la continuidad de cuidados de la herida. La visita periódica al centro de salud para la valoración y cura de la quemadura por parte de la enfermera comunitaria. Con las medidas de prevención que se deben realizar en el hogar y con los autocuidados para evitar complicaciones tras la hospitalización y minimizar las secuelas de una cicatrización inadecuada.

8 PREVENCIÓN

Existe un importante número de quemaduras que se producen en el ámbito doméstico. La prevención es un punto fundamental, ya que un alto porcentaje de las quemaduras producidas en el hogar son evitables. Para ello es importante que la población conozca ciertas medidas a tomar durante su día a día entre las que se encuentran:

- La utilización de ropa adecuada a la hora de cocinar.
- La vigilancia de los utensilios de cocinas, sartenes con aceite, ollas con agua hirviendo u ollas a presión.
- Colocar los mangos de las ollas, sartenes, etc. hacia dentro para evitar el vuelco y el alcance de los niños.
- No dejar mecheros, cerillas o velas en sitios con fácil acceso de los niños.
- Revisión periódica de la instalación eléctrica del hogar, así como la utilización de protectores de los enchufes.
- Mantener en un sitio seguro los materiales de limpieza, fuera del alcance los niños y utilizar las medidas adecuadas a la hora de su utilización, como puede ser el uso de guantes o mascarillas.
- Vigila la temperatura del agua a la hora del baño.
- Vigilancia de los braseros y estufas, en épocas de frío, y precaución de no arrimar mantas u otros materiales inflamables.
- Utilización de protección solar adecuada para nuestro tipo de piel, así como evitar la exposición al sol en las épocas centrales del día. [42]

Estas indicaciones son recomendables ofrecerlas a pacientes que han sufrido una quemadura, pero mucho más importante es hacérsela llegar a la población en general, a través de sesiones de educación para la salud y charlas preventivas.

9 RESUMEN

Las quemaduras son un tipo de traumatismo causado por una agresión térmica, que originan lesiones en piel y mucosas con las consiguientes alteraciones en todo el organismo y los diversos órganos y sistemas. La gravedad y el pronóstico del paciente dependerán de la extensión de la quemadura y no tanto de la profundidad de la misma.

En la actualidad, la gran mayoría de estas lesiones son prevenibles, se producen sobretodo en el ámbito doméstico y laboral, causando al año unas 265.000 muertes aproximadamente[43].

Tras una quemadura se producen una serie de alteraciones a nivel local y sistémico que pondrán en riesgo la vida del paciente quemado. En primer lugar, se produce un aumento de la permeabilidad de todos los vasos sanguíneos como consecuencia provocando el paso de líquido, iones y proteínas al intersticio, produciéndose así un intenso edema intersticial, con la consiguiente hipovolemia vascular, irrigando principalmente a los órganos vitales para la vida como es el corazón y el cerebro dejando a los demás órganos hipoperfundidos.

Teniendo en cuenta todas estas alteraciones seremos capaces de conocer el estado clínico-patológico del paciente. Los avances en conocimientos, en cuanto la fisiopatología del shock postquemadura, han sido imprescindibles para llevar a cabo una atención de calidad, que nos está permitiendo un incremento en la supervivencia[10].

En primer lugar, deberemos hacer una valoración inicial a nivel global del paciente, con la que conseguiremos la estabilización hemodinámica, y tras ella podremos proceder a la valoración local de la herida.

En el manejo de la herida cobra vital importancia la esterilidad de las curas a realizar, con la utilización del apósito adecuado en consonancia con el tipo de herida y las características de ésta, así como la posibilidad de tratamiento quirúrgico con la colocación de un injerto si se necesitase.

El tratamiento de los pacientes con quemaduras ha sido fruto de muchas investigaciones tenidas hasta la fecha, que junto con la mayor compresión del estado fisiopatológico del enfermo han sido la piedra angular de los cuidados intensivos y del descenso de la morbimortalidad.

Sin embargo, en cuanto al tratamiento de la herida existe escasa evidencia científica con dispares opiniones de los expertos. Los cuidados enfermeros se basan en el cuidado del paciente a nivel global así como de la herida, es por ello, que se necesita más estudios e investigaciones en cuanto al tratamiento de la quemadura desde la visión enfermera, y así podremos mejorar la calidad del cuidado dado a los enfermos.

Los pacientes grandes quemados se encuentran en un estado crítico que necesitan gran cantidad de cuidados, debido al estado de inmunosupresión que presenten y la cascada de alteraciones y complicaciones que devienen tras una quemadura.

El control de la infección y la importancia del aporte nutricional es uno de los pilares básicos en el manejo de estos pacientes, así como lo es la reposición de la volemia durante las primeras horas tras la quemadura.

Con una correcta hidratación, una temprana ingesta enteral, y una prevención de las infecciones exógenas podremos combatir las principales complicaciones de este tipo de traumatismo que, sin duda, permitirá una mayor supervivencia.

La enfermería es una parte fundamental durante todo el proceso, desde que se produce la quemadura hasta que el paciente recibe el alta por parte del hospital y del centro de salud.

El paciente recibe cuidados enfermeros que van desde la valoración del paciente cuando ingresa en el centro hospitalario pasando por la continuidad de cuidados durante toda la estancia hospitalaria, la realización de diagnósticos enfermeros e intervenciones enfermeras para proporcionar cuidados de calidad, la educación sanitaria en cuanto a medidas de precaución para evitar complicaciones, continuidad de cuidados en atención primaria finalizando con los propios autocuidados a llevar a cabo en el hogar, y medidas de prevención de futuras quemaduras.

La enfermera es un pilar básico de la atención sanitaria, con la realización de una valoración de la persona a nivel global, y llevando a cabo unos cuidados individualizados.

10 BIBLIOGRAFÍA

1. *Garrido Calvo A M, Pinos Laborda PJ, Medrano Sanz S, Bruscas Alijalde MJ, Moreno Mirallas MJ, Gil Romea I. Quemaduras. Zaragoza (España). Hospital Clínico Universitario.*

2. *Pérez Boluda M T, Martínez Torreblanca P, Pérez Santos L, de Haro Padilla J. Guía de práctica clínica para el cuidado de personas que sufren quemaduras. Sevilla. Ed. Servicio Andaluz de Salud. Consejería de salud. Junta de Andalucía. 2011. Disponible en: http://www.guiasalud.es/GPC/GPC_485_Quemados_Junta_Andalucia_c ompleta.pdf*

3. *Instituto nacional de Estadística (sede web) Altas hospitalarias y estancias causadas según el sexo y el diagnóstico principal. España. 2011. Disponible en: http://www.ine.es/jaxi/Datos.htm?path=/t15/p414/a2014/l0/&file=0 1001.px [Último acceso 08 de Mayo]*

4. *Instituto Nacional de Estadística [sede web]. Datos de defunciones por causas (lista reducida), sexo y edad. España. 2014. Disponible en http://www.ine.es/jaxi/Datos.htm?path=/t15/p417/a2014/l0/&file=0 1001.px [Último acceso 08 Mayo 2016].*

5. *Instituto Nacional de Estadística [sede web]. Defunciones por comunidad y ciudad autónoma de residencia, causas (lista reducida), sexo y edad. España. 2014. Disponible en: http://www.ine.es/jaxi/Datos.htm?path=/t15/p417/a2014/l0/&file=0 2001.px [Último acceso 08 de Mayo 2016]*

6. *Gómez Morell P A, Palao Doménech R, Vernetta Rubio O. Quemados - Valoración y criterios de actuación. Barcelona (España). Edita Marge Medica Books. 2009*

7. *De los Santos González, C E. Guía básica para el tratamiento del paciente*

51

quemado. E – libro. España. Editorial libros-electronicos.net. 1999. Actualizada Agosto 2005. Disponible en http://www.ind2exer.net/quemados/index.htm [Último acceso 12 Mayo 2016]

8. Ramírez C E, González L F, Ramírez N, Vélez K. *Fisiopatología del paciente quemado. Colombia. Salud UIS. 2010. Disponible en: http://revistas.uis.edu.co/index.php/revistasaluduis/article/viewFile/790/1191*

9. Lorente J A, Esteban A. *Cuidados intensivos del paciente quemado. Barcelona, España. Springer-Verlag Ibérica. 1998*

10. Arévalo J M, Lorente J A. *Avances en el tratamiento del paciente quemado crítico. Madrid (España). Medicina clínica. Vol 113. Núm 19. 746-753. 1999.*

11. Bueno Fernández, CM. Vergara Olivares J M, Buforn Galiana A, Rodríguez Serrano C. *Atención al paciente con quemaduras. Málaga (España)*

12. Zapata Sirvent RL. *Quemaduras producidas por agentes químicos. En: Jiménez Castillo CJ, Besso J, editores. Quemaduras. Tratamiento crítico y quirúrgico. Actualización 2005. Caracas: Editorial Ateproca; 2005. p.87-94.*

13. Mora Ochoa M, Olivares Savignon AR, González Gross TM, Castro Mela I. *El Sol: ¿enemigo de nuestra piel? MEDISAN. 2010; 14(6): 825-837.*

14. Patiño JF. *Manejo de las quemaduras eléctricas. Guía de Actuación en Urgencias y Emergencias [Sitio Web] Bogotá: Departamento de Cirugía: Sitio Web Fundación Santa Fe; 2011 [acceso 10 de mayo de 2016] Disponible en: http://www.aibarra.org/Guias/1-14.htm.*

15. Murty OP. *Dramatic lightning injury with exit wound. J Forensic Leg Med. 2007; 14 (4): 2257.*

16. Duis HJ, Klasen HJ, Nijsten MWN, Pietronero L. *Superficial lightning injuriestheir 'fractal' shape and origin. Burns. 1987; 13:141-46.*

17. Pérez Olmo JL, Jiménez Pérez C. *Quemados. En: Fernández Ayuso D, Aparicio Santos J, Pérez Olmo JL, Serrano Moraza A, coordinadores. Manual de enfermería en emergencia prehospitalaria y rescate. 2ª ed. Madrid: Arán Ediciones; 2008. p.538-550.*

18. Rivas García A, Mora Capín A. *Traumatismos y quemaduras en Atención Primaria. Pediatr Integral. 2014; XVIII (5): 291-301.*

19. Servicio Andaluz de Salud [sitio web]. *Sevilla: Junta de Andalucía [acceso 30 de abril de 2016]. Guía de Práctica Clínica para el cuidado de personas que sufren quemaduras. Disponible en: http://www.guiasalud.es/GPC/GPC_485_Quemados_Junta_Andalucia_completa.pdf*

20. *American Burn Association [sede web]. Chicago: ABA.com; 2013 [acceso 15 de abril de 2016]. White Paper. Surgical management of the burn wound and use of skin substitutes. Disponible en:* http://www.ameriburn.org/index.php

21. Ledo García M J, Crespo Llagaste T, Martí Romero M P, Sacristán Vela J L, Padilla Monclús M P, Barniol Llimós N. Tratamiento ambulatorio de las quemaduras. Sabadell (España). Enfermería dermatológica. 2010. N° 9

22. Unidad de Gestión Clínica de Cirugía Plástica y Grandes Quemados del Hospital Universitario Virgen del Rocío. Quemaduras. Sevilla (España). Junta de Andalucía. Servicio Andaluz de Salud.

23. Ramírez Rivero C E, Judith Rivera J, Consuelo Cabezas M, Bautista Lorenzo L, Uribe Carvajal J A. Guías de práctica clínica basadas en la evidencia. Manejo de quemados. Colombia. Proyecto ISS – Ascofame.

24. Departamento Hospital general de Valencia. Unidad de Enfermería dermatológica, úlceras y heridas. Protocolo de tratamiento de quemaduras en atención primaria. Comunidad Valenciana (España). Generalitat valenciana. Conselleria de sanitas.

25. *Diagnóstico y tratamiento del paciente gran quemado. México. Secretaria de Salud. Centro nacional de excelencia tecnológica en salud. 2009*

26. *Ministerio de Salud. Guía clínica gran quemado. Chile. Ministerio de salud (Minsal). 2007. N 55*

27. Aladro Castañeda M, Díez González S. Revisión del tratamiento de las quemaduras. Revista de Seapa. 2013. XI: 12-17

28. *Domínguez Roldán JM, Gómez Cia T, Martin Bermúdez R. Principios de Urgencias, Emergencias y cuidados críticos. El paciente quemado grave. España.*

29. *Gorordo del Sol LA, Hernández López G D, Zamora Gómez SE, García Román MT, Jiménez Ruiz A, Tercero Guevara BI. Atención inicial del paciente quemado en UCI. México. Hospital Jua. 2015. 82(1): 43-48*

30. *Morales G, Monreal V, Riquelme M, Bongain J, Von Dessauer B. En el paciente gran quemado el índice de gravedad en uso actual sobreestima el riesgo de morir en cuidados intensivos pediátricos. Chile. Hospital Roberto del Río.*

31. *Vázquez Torres J, Zárate Vázquez O. Manejo de líquidos en el paciente quemado. México. Hospital de traumatología Dr. Victorio de la Fuente Narváez. 2011.*

32. *Pruit BA Jr. The development of the international society for burn injuries and progress in burn care: the whole is greater than the sum of its parts. Burns; 1999; 25:683-96*

33. *Nasser S, Mabrouk A, Moher A. Colonization of burn wound in burn unit. Burns. 2003; 29:229 - 33.*

34. Bendlin A, Linares HA y Benaim F. Tratado de Quemaduras. Ed. Interamericana-McGraw- Hill. 1993

35. Aljabban Nieves A, Orbegozo Valdiviezo ST, Romero Valverde WM. Complicaciones de las quemaduras a nivel gastrointestinal. Reduca. 2014; 6(1): 126-131.

36. Galeiras Vázquez R. Shock por quemadura. En Galeiras Vázquez R, Solla Bucera MA coordinadores. Shock identificación y Manejo. A Coruña: Seteseis Comunicación Creatividades SL y Complexo Hospitalario Universitario; 2011. p. 48-60.

37. Hospital universitario Vall d'Hebron, Servicio de Emergencias Médicas (SEM), Bomberos de la Generalitat de Cataluña, Bomberos del Ayuntamiento de Barcelona. Protocolo de Atención Inicial a Pacientes Quemados. Barcelona: Hospital Universitario Vall d'Hebron; 2013.

38. Herdman H. Diagnósticos Enfermeros. Definiciones y clasificación. Nanda International. 2012-2014. Elsevier. España. 2013

39. Moorhead S, Johnson M, Mass ML, Swanson E. Clasificación de Resultados de Enfermería (NOC). Cuarta Edición. Elsevier. España. 2008.

40. Bulechek GM, Butcher HK, McCloskey Dochterman J. Clasificación de Intervenciones de Enfermería (NIC). Quinta edición. Elsevier. España. 2009.

41. Arguello Peña L, Romero Carrera I, Meneses Monroy A. Trastorno de la imagen corporal. Reduca. 2012; 4 (1): 478-518.

42. Servicio Andaluz de Salud. Consejería de salud. Guía de prevención y cuidados de personas con quemaduras. Junta de Andalucía.

43. Organización Mundial de la Salud [Sitio web]. Quemaduras. Centro de prensa. Ginebra: OMS; 2014 [acceso 5 de marzo de 2016]. Disponible en: http://www.who.int/mediacentre/factsheets/fs365/es

11 ANEXOS

Anexo 1. Tabla 1

Tabla 1. Clasificación de las quemaduras en relación a la profundidad en la piel.

Tipo	Profundidad en la piel	Dolor	Aspecto
Primer grado	Epidermis	Sí	Eritemas, no exudativas, no flictenas y sensación de tirantez, picor o escozor
Segundo grado superficial	Dermis papilar	Intenso	Flictenas o ampollas, exudativas y color rojizo.
Segundo grado profundo	Dermis reticular	Menos dolorosas, destrucción terminacion sensitivas	Color pálido. Pueden precisar injertos.

Tercer grado	Tejido subdérmico, tejido subyacente y órganos anejos	No	Color variable desde blanquecino hasta amarillento o negro (necrosis).

Fuente: Elaboración propia

Anexo 2. Tabla 2.

Tabla 2. Apósito de plata versus Sulfadiazina argéntica

APÓSITO DE PLATA	SULFADIAZINA ARGÉNTICA
Actúa en la superficie de la lesión.	Penetra en la lesión.
Nivel bajo de plata, y se desconoce la cantidad exacta que se aporta en la lesión.	Nivel alto de plata, y se desconoce la cantidad exacta que se aporta en la lesión.
Difícil adaptación a la zona.	Adaptación a cualquier área del cuerpo. Fácil aplicación en grandes superficies.
Disminuye la frecuencia de curas y el dolor.	Curas diarias.

Fuente: Elaboración propia

SOBRE EL EDITOR

DIEGO MOLINA RUIZ, Puertollano (Ciudad Real), 15 de Febrero de 1959.

Formación académica

Licenciado en Enfermería. Universidad Hogeschool Zeeland (Holanda) 2002. Especialista en Enfermería Médico-Quirúrgica. Master en Ciencias de la Enfermería. Universidad de Huelva. Diploma de Estudios Avanzados en Medicina Preventiva y Salud Pública, Universidad de Huelva.

Lugar de trabajo

Enfermero Comunitario UGC Gibraleón del Distrito Sanitario Huelva Costa Condado Campiña.

Profesor asociado Departamento de Enfermería, Universidad de Huelva.

Experiencia previa

Autor y Editor de editorial especializada CC SS. Enfo Ediciones, FUDEN, Madrid.

Como docente ha impartido los Módulos 6 sobre Técnicas de Resonancia Magnética y 7 sobre Técnicas de asistencia en Exploraciones Ecográficas del Curso de Formación Profesional Ocupacional "Técnico en Radiodiagnóstico" con Expediente 98/2005/J/221 y Nº 21 – 15, de la Consejería de Empleo de la Junta de Andalucía, con un total de 250 horas docentes.

Desde 2006 desarrolla labor docente como profesor asociado en la Universidad de Huelva.

Experiencia investigadora

- **Líneas de investigación:** Salud Laboral, Atención Primaria, Preanalítica, Salud Mental.

- **Participación en proyectos de investigación**

  - Investigador colaborador en el proyecto FIS 12/ 1099.

  - En la actualidad participa en un proyecto de investigación en salud FIS.

- **Participación en proyectos editoriales**

  Más de 40 artículos publicados en revistas de enfermería y biomédicas, nacionales e internacionales. Más de 65 capítulos de libros y 36 libros como autor y coordinador.

Otros méritos

Miembro del Comité de Ética Asistencial de Huelva.

SOBRE LOS AUTORES

ANTONIA MARIA CAMPOS CAZORLA, La Rambla (Córdoba), 08 de Octubre de 1993.

Formación académica

Graduado en Enfermería. Universidad de Huelva 2015.

Máster en cuidados especializados de enfermería de urgencias, área de pacientes críticos y postanestesia, año 2016.

Lugar de trabajo

Enfermera en planta de cuidados de personas de edad avanzada y emergencias. Hospital Musgrove Park. Taunton (Somerset), Reino Unido.

Experiencia previa

Nueva experiencia en la redacción y publicación de libros.

MIREYA CANO BARRANCO, Ventas del Carrizal (Jaén), 14 de Marzo de 1993.

Formación académica

Graduado en Enfermería. Universidad de Huelva 2015.

Máster en cuidados especializados de enfermería de urgencias, área de pacientes críticos y postanestesia, año 2016.

Lugar de trabajo

Enfermera. Planta de medicina interna y respiratorio. Hospital Musgrove Park. Taunton (Somerset), Reino Unido.

Experiencia previa

Nueva experiencia en la redacción y publicación de libros.

EDITOR: *Diego Molina Ruiz*

<u>TÍTULOS DE LA COLECCIÓN</u>
Notas sobre el cuidado de heridas (15 Libros)

Nota del Editor:

Para poder atender cualquier consulta relacionada con el presente libro o bien con la colección a la que pertenece, quedo en todo momento a disposición de todos los lectores en la siguiente dirección de correo electrónico:

molina.moreno.editores@gmail.com

Edición impresa en papel y ebook disponible en:

www.amazon.com y www.amazon.es

EDITOR: *Diego Molina Ruiz*

Copyright © 2016 Diego Molina Ruiz

Edita: Molina Moreno Editores molina.moreno.editores@gmail.com

Diseño de portada: Diego Molina Ruiz

Título del Libro: Quemaduras

Libro número 2

Serie: Notas sobre el cuidado de Heridas

Primera edición: 26/06/2016

Tapa blanda, número de páginas: 78

Autoría:

Autora: Antonia María Campos Cazorla

Autora: Mireya Cano Barranco

Diego Molina Ruiz Ed.

All rights reserved / Todos los derechos reservados

ISBN-10: 1535003510
ISBN-13: 978-1535003513

Edición impresa en papel y ebook disponible en:
www.amazon.com y www.amazon.es

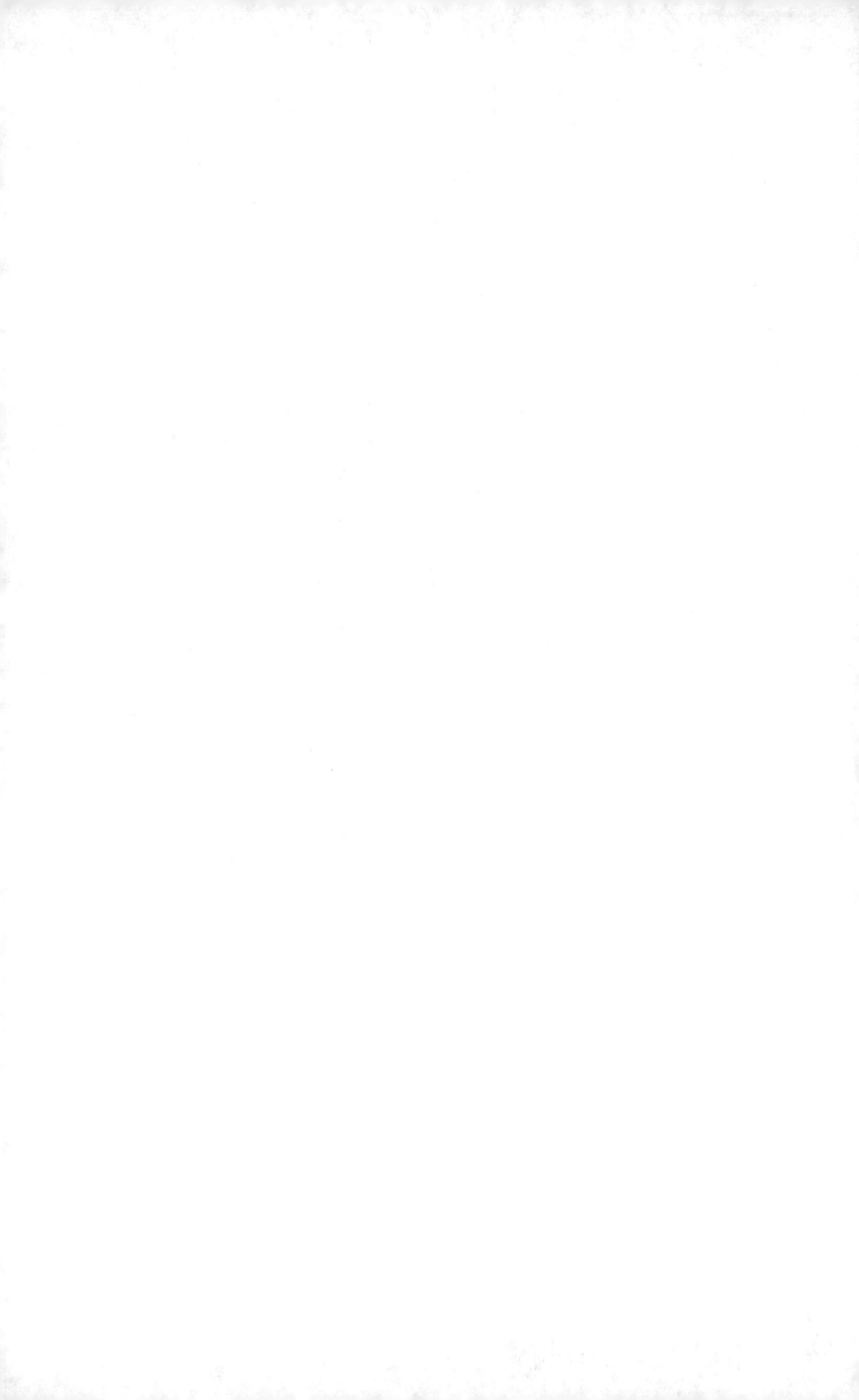